Das Skript der
Physiologie für Veterinärmediziner

Teil 3

Atmung
Niere

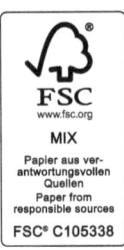

Bibliografische Information der Deutschen Nationalbibliothek: Die Deutsche Nationalbibliothek verzeichnet diese Publikation in der Deutschen Nationalbibliografie; detaillierte bibliografische Daten sind im Internet über dnb.dnb.de abrufbar.

© 2016 Katharina Ecker
Herstellung und Verlag:
BoD – Books on Demand, Norderstedt

ISBN 978-3-7392-3100-6

Geschützte Warennamen und Warenzeichen werden nicht besonders kenntlich gemacht. Durch das Fehlen kann demnach nicht geschlossen werden, dass es sich um einen freien Warennamen handele.

Das Werk, einschließlich aller seiner Teile, ist urheberrechtlich geschützt. Jede Verwertung außerhalb der engen Grenzen des Urheberrechtsgesetzes ist ohne schriftliche Zustimmung des Autors unzulässig und strafbar. Dies gilt insbesondere für elektronische oder sonstige Vervielfältigungen, Übersetzungen, Einspeicherung und Verarbeitung in elektronische Systeme und Verbreitung und öffentliche Zugänglichmachung. Alle Angaben in diesem Werk erfolgen trotz sorgfältiger Bearbeitung ohne Gewähr; eine Haftung des Autors ist ausgeschlossen.

Inhaltsverzeichnis

Atmung	2
Niere	72

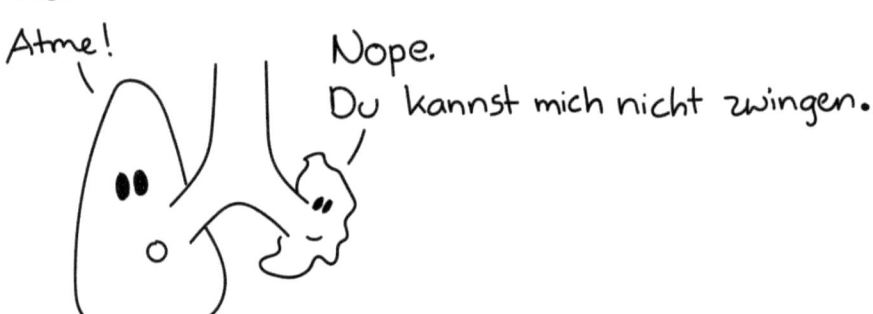

Atmung

1. Gase

Bevor man sich mit der Atmung beschäftigt, sollte man sich zuerst kurz über die Eigenschaften der Stoffe, um die es geht, Gedanken machen – nämlich Gase. Gase setzen sich aus Molekülen zusammen, die im Raum weit voneinander entfernt sind. Verschiedene Gase lassen sich in jedem beliebigen Verhältnis mischen und ergeben einen völlig homogenen Stoff, der sich – wegen den relativ großen Abständen zwischen den Molekülen – leicht komprimieren lässt und den Raum, in dem er sich befindet, immer vollständig ausfüllt. Gase verhalten sich unter normalen Bedingungen wie ideale Gase, wodurch man ihr Verhalten vereinheitlichend beschreiben kann.

Ein ideales Gas besitzt einige Eigenschaften, die das Rechnen damit vereinfachen. Seine Atome oder Moleküle sind, verglichen mit ihrem mittleren Abstand zueinander, vernachlässigbar klein und üben keinerlei Kräfte aufeinander aus. Die Gasteilchen fliegen im Raum umher, wobei jede Richtung gleich oft vorkommt. Sie können untereinander kollidieren oder an die Wände des Raumes stoßen, die Stöße sind dabei elastisch. Wenn man dem Gas Energie, beispielsweise in Form von Hitze zuführt, ändert sich die kinetische Energie der Atome. Damit ist die Geschwindigkeit der Gasteilchen direkt von der Temperatur abhängig.

Um den Zustand eines Gases zu beschreiben, verwendet man Druck, Volumen und Temperatur, sogenannte Zustandsgrößen, die für Gase in einem einfachen Zusammenhang stehen, der als das allgemeine Gasgesetz bezeichnet wird.

$$p \cdot V = n \cdot R \cdot T$$

p = Druck [Pa]   T = Temperatur [K]

V = Volumen [l]   n = Stoffmenge [mol]

R = ideale Gaskonstante, mit einem Wert von 8,3145 J/(mol•K)

1.1. Avogadro - Gesetz

Vom allgemeinen Gasgesetz lassen sich einige Spezialgesetze ableiten, wie beispielsweise das Avogadro – Gesetz. Wenn man Druck und Temperatur konstant hält, dann ist das Volumen proportional der Stoffmenge, wie man aus der oberen Gleichung ablesen kann. Für Normbedingungen ergibt sich bei einem Druck von 101,325 kPa, einer Temperatur von 273,15 K (= 0 °C) und einer Stoffmenge von 1 mol ein Gasvolumen von 22,414 l. Diese Zahl wird auch als Avogadro – Konstante bezeichnet.

1.2. Boyle – Mariotte – Gesetz

Ein anderes abgeleitetes Gesetz ist das Boyle – Mariotte – Gesetz, welches die Stoffmenge und Temperatur konstant hält und somit den Zusammenhang zwischen Volumen und Druck eines Gases darstellt. Das Volumen eines Gases ist dabei umgekehrt proportional dem Druck, sprich: verdoppelt man das Volumen, halbiert sich der Druck und vice versa. Somit gilt für ein Gas, welches man unter 2 verschiedenen Druckverhältnissen beobachtet:

$$p_1 \cdot V_1 = p_2 \cdot V_2$$

Das bedeutet, dass ein mit Luft gefüllter Luftballon im Wasser bei einer Tiefe von 10 m, in welcher ein Druck von 2 atm oder 202,650 kPa herrscht, also der doppelte Druck verglichen mit dem auf Meereshöhe, auf sein halbes Volumen komprimiert wird. Das gilt natürlich auch für die Lunge von Säugetieren. Beispielsweise wird bei einem Tauchgang auf 90 m von dem normalerweise beim ausgewachsenen Menschen 5 Liter betragenden Lungenvolumen dieses auf 500 ml komprimiert. Dieses Prinzip macht man sich jedoch auch bei der Inspiration zunutze, da dabei durch Anheben der Rippen das Thoraxvolumen vergrößert wird, wodurch ein

Unterdruck aufgebaut wird, welcher die Lunge dehnt und somit zum Lufteinstrom führt.

Wenn als zweite konstante Größe neben der Stoffmenge der Druck konstant gehalten wird, so ergibt sich aus dem allgemeinen Gasgesetz das zweite Boyle – Mariotte – Gesetz, welches die Beziehung zwischen Volumen und Temperatur darstellt, die direkt proportional zueinander sind.

$$V_1/V_2 = T_1/T_2$$

1.3. Dalton - Gesetz

Ein weiteres Gesetz für Gase ist das Dalton – Gesetz. Dieses bezieht sich nicht, wie die Vorangegangenen, auf ein einzelnes Gas, sondern auf Gemische von Gasen, die jedoch nicht miteinander reagieren, sich daher auch weder anziehen noch voneinander abstoßen. Wenn man also in einem Volumen mehrere Gase hat, übt jedes davon einen gewissen Druck auf die Wände des Volumens aus, welchen man als Partialdruck bezeichnet. Der Partialdruck eines Gases entspricht dem Druck, den es ausüben würde, wenn es alleine im selben Raum wäre, natürlich bei gleicher Stoffmenge und Temperatur. Da die Gase nicht miteinander interagieren, ergibt sich für den Gesamtdruck des Gemisches, dass er gleich der Summe der Partialdrücke jedes seiner Komponenten ist.

$$p_{ges} = p_1 + p_2 + p_3 + ...$$

1.4. Fick'sches Diffusionsgesetz

Bei der Atmung geht es zuerst darum, dass Gas durch die Alveolarmembran diffundiert, bevor es sich in einer Flüssigkeit löst. Dafür benötigen wir zuerst das Verständnis für Diffusionsvorgänge und somit auch das Fick'sche Diffusionsgesetz.

$$dn/dt = - D \cdot A \cdot dc/dx$$

dn/dt = Stoffmenge, die pro Zeiteinheit diffundiert

D = Diffusionskoeffizient

A = Fläche

dc/dx = Konzentrationsgradient

Der Diffusionskoeffizient ist das Maß der Beweglichkeit von Molekülen und abhängig vom Typ des Mediums. Er wird üblicherweise angegeben in m^2/s und ist in Gasen vor allem vom herrschenden Druck und der Temperatur abhängig. Je größer der Druck und je tiefer die Temperatur ist, desto niedriger ist auch der Diffusionskoeffizient.

Da bei der Atmung Gase durch eine Membran diffundieren müssen, sollte das Fick'sche Diffusionsgesetz daran angepasst werden.

$$dn/dt = P \cdot A \cdot \Delta c$$

P = Permeabilitätskoeffizient

Δc = Konzentrationsdifferenz

Diese Gleichung zeigt, dass nicht die Teilchenkonzentration, sondern ausschließlich der Konzentrationsunterschied zwischen 2 Kompartimenten für die Diffusion wichtig ist. Für die Geschwindigkeit sind die Fläche, die dem Gas für die Diffusion zur Verfügung steht, und natürlich das Material und die Dicke der Membran entscheidend. Die Diffusionszeit lässt sich folglich aus der Membrandicke und dem Diffusionskoeffizienten berechnen.

$$t = x^2/D$$

t = Zeit D = Diffusionskoeffizient

x = Diffusionsweg, sprich: Membrandicke

Im Gewebe kann Sauerstoff nur sehr langsam diffundieren, verglichen mit der Luft, wodurch auch die Größe von Organismen, die ohne Atmungsorgane überleben können auf einen Durchmesser von 1 mm begrenzt ist, außer sie zeigen sehr niedrige Stoffwechselaktivität, wie beispielsweise Quallen. Die Diffusionszeit für das Durchdringen von 1 µm Gewebe beträgt für Sauerstoff 10^{-4} s, bei 10 µm bereits 0,01 s und bei 1 mm 100 s. Für 1 cm benötigt Sauerstoff 10 000 Sekunden, also über 166 Minuten, was die Notwendigkeit dichter Kapillarnetze erklärt. Dabei diffundiert Sauerstoff wegen der geringeren Masse auf jeden Fall schneller als CO_2.

Da oftmals die Konzentrationsdifferenz zwischen den Kompartimenten unbekannt ist, hilft man sich mit der Diffusionskonstante K, welche die Menge an Gas in cm^3 angibt, die pro Minute bei einem herrschenden Gradienten von 101,325 kPa durch eine Membranfläche von 1 cm^2 diffundiert. Die Diffusionskonstante basiert dabei auf dem Unterschied der Partialdrücke.

1.5. Henry'sches Gesetz

Nach der Diffusion durch die Membran, lösen sich die Gase im Blut, was durch das Henry'sche Gesetz beschrieben wird. Henry fand heraus, dass bei gegebener Temperatur die Löslichkeit eines Gases in einer Flüssigkeit in direktem Zusammenhang mit dem Partialdruck des Gases oberhalb der Flüssigkeit steht.

$$c = \alpha \cdot p$$

c = Konzentration
α = Löslichkeitskoeffizient
p = Partialdruck

Bei dieser Formel ist für die Atmung entscheidend, dass bei gleichem Partialdruck O_2 sich um vieles weniger gut löst als CO_2, da dieses besser löslich ist. Sowohl in Wasser als auch in Gewebe ist es etwa 30 Mal besser löslich, wodurch die Konzentration unter Standarddruck und 15 °C für O_2 34 ml/l H_2O und für CO_2 1019 ml/l H_2O beträgt.

Allgemein ist noch zu sagen, dass bei steigender Temperatur die Löslichkeit von Gasen in der Flüssigkeitsphase sinkt, wodurch kaltes Wasser reicher an Sauerstoff ist als warmes. Für Fische relevant ist auch, dass sich Gase in Salzwasser schlechter lösen als in Süßwasser. Während sich bei 0 °C im Süßwasser noch 10 ml O_2/l H_2O befinden, sind es im Salzwasser nur 8 ml O_2/l H_2O. Bei 15 °C hingegen sinken die Konzentrationen auf 7 ml O_2/l H_2O im Süß – und 6 ml O_2/l H_2O im Salzwasser.

Das Henry'sche Gesetz ist wieder für Taucher relevant. Taucht jemand in große Tiefen, ist er erhöhtem Druck ausgesetzt, wodurch mehr Sauerstoff im Blut in Lösung geht. Taucht er dann wieder auf und ist dabei zu schnell, kommt es infolge der Verringerung des Drucks zu verminderter Löslichkeit der Luft im Blut und somit zur Bildung von Blasen, was im Fall einer Luftembolie auch tödlich enden kann.

1.6. Zusammensetzung der Luft

Die Zusammensetzung der Luft ist von der Sättigung mit Wasserdampf abhängig und gleichzeitig auch von der Höhe, allerdings ist sie bis in ca 100 km Höhe konstant und somit ist sie für die Zusammensetzung irrelevant. Trockene Luft besteht zu 78,09 % aus N_2, zu 20,95 % aus O_2, zu 0,93 % aus Argon und zu 0,03 % aus CO_2. Stickstoff hat einen Partialdruck von 593 mm Hg, Sauerstoff von 159 mm Hg, Argon von 7,1 mm Hg und CO_2 von 0,23 mm Hg.

1.7. Höhenanpassung

Bei zunehmender Höhe nimmt bei gleichbleibender Gaszusammensetzung der Luftdruck ab, sodass auf 6000 m über dem Meeresspiegel der Partialdruck von Sauerstoff nur noch bei 80 mm Hg liegt, auf 8800 m bei 42 mm Hg, bei 13 000 m bei 25 mm Hg und bei 19 000 m auf 10 mm Hg.

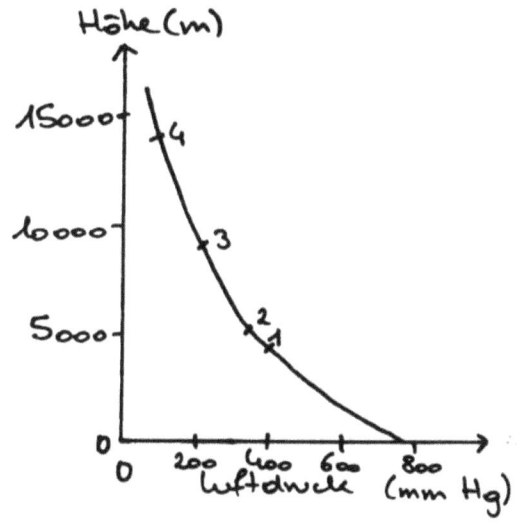

1: nicht – akklimatisierte Personen verlieren das Bewusstsein

2: höchste menschliche Siedlung

3: maximale Höhe, bei der akklimatisierte Menschen für einige Stunden mit Luftatmung überleben können

4: maximale Höhe, bei der ein Mensch bei reiner Sauerstoffatmung überleben kann

Kurzfristig kommt es durch den abfallenden Sauerstoffpartialdruck zur Hyperventilation, welche zu einer respiratorischen Alkalose führt, da dadurch vermehrt CO_2 abgeatmet wird. Das bewirkt, dass sich die Sauerstoffbindungskurve nach links verschiebt, wodurch die Sauerstoffaufnahme in der Lunge steigt, die

Abgabe im Gewebe jedoch sinkt. Dadurch kommt es zu Verschlechterung der Leistungsfähigkeit.

Bei längeren Höhenaufenthalten wird die respiratorische Alkalose renal kompensiert, indem die Niere vermehrt Bicarbonat ausscheidet, damit der pH – Wert des Blutes konstant bleibt. Außerdem wird sie durch den verminderten Sauerstoffgehalt des Blutes zur verstärkten Freisetzung von Erythropoetin angeregt, was die Erythropoese fördert. Die höhere Anzahl der Erythrocyten können dann auch insgesamt mehr Sauerstoff transportieren und so wird der Sauerstoffgehalt des Blutes normalisiert. Weiters wird in den Erythrocyten vermehrt 2,3 – Bisphosphoglycerat gebildet, was die Sauerstoffbindungskurve wieder nach rechts rücken lässt.

2. Atmung

Die Atmung der Säugertiere wird als „Pool – System" beschrieben, da der Gasaustausch zwischen Kapillaren und Alveolen in der Lunge stattfindet und die Alveolen einen großen Vorrat an Sauerstoff, also einen Sauerstoffpool, beinhalten.

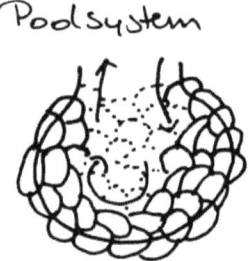

Man unterscheidet grob zwischen der äußeren und der inneren Atmung und kann den Atemvorgang kurz zusammenfassen als: Sauerstoff wird durch das Einatmen der Umgebungsluft bis zu den Lungenalveolen transportiert. Dieser Vorgang erfolgt durch Konvektion, also durch Strömung und wird als Ventilation bezeichnet. Anschließend können O_2 bzw. CO_2 durch Diffusion von den Alveolen in die Kapillaren gelangen und umgekehrt von den Kapillaren in die Luft der Alveolen. Der Gastransport mit dem Blut kann wieder als Konvektion beschrieben werden, dem sich der Gasaustausch zwischen Blut und Gewebe wieder durch Diffusion anschließt. In der Zelle wird O_2 zu den Mitochondrien transportiert, wodurch die innere Atmung stattfinden kann.

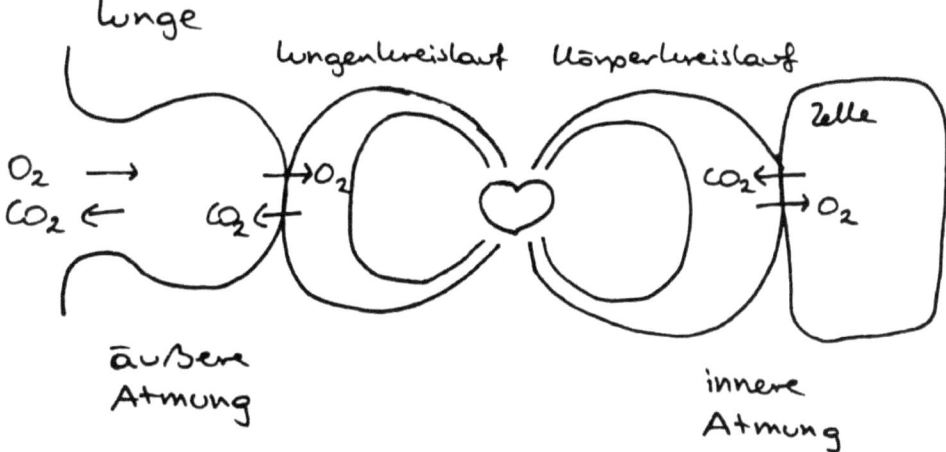

3. Atemwege

Das Atemwegsystem kann in 2 Abschnitte unterteilt werden: die Leitungszone und die Respirationszone. Zur Leitungszone gehören die Trachea, die Bronchien, Bronchiolen und Terminalbronchiolen. Hier wird Luft nur geleitet, es findet also kein Gasaustausch statt, wodurch man das System auch als Totraum bezeichnet. Die Respirationszone umfasst die Ductuli und Sacculi alveolares, in welchen der Gasaustausch stattfindet.

Die Aufgaben der Leitungszone sind vor allem die Reinigung, Erwärmung und Anfeuchtung der eingeatmeten Luft, sodass sie mit Körpertemperatur und wasserdampfgesättigt in den Alveolen ankommt. Gereinigt wird sie zum einen von den Epithelzellen, in deren Schleimschicht bereits kleine Partikel hängenbleiben, welche dann durch den Schlag der Cilien an der apikalen Membran des Epithels Richtung Epiglottis bewegt werden, zum anderen auch durch den Hustenreflex, wenn größere Partikel entfernt werden müssen. Durch die dabei entstehende, stark beschleunigte Exspiration werden die Partikel nach außen geschleudert.

Durch die starke Verzweigung der luftleitenden Abschnitte und der weintraubenartigen Anordnung der Alveolen erreicht die Lunge eine immense Oberfläche. Beispielsweise hat 1 cm^3 Lunge eine Oberfläche von bereits 800 cm^2, die gesamte Lunge des Menschen eine Oberfläche von 100 m^2 und die eines Pferdes ungefähr 2000 m^2. Wenn man bedenkt, dass jede Alveole von einem Kapillarnetz umgeben ist, das rund 80 % ihrer Oberfläche abdeckt und somit diese 80 % zum Gasaustausch zur Verfügung stehen, sofern die Kapillaren geöffnet sind, kann man sich vorstellen woher die Effizienz dieses Systems kommt.

4. Atemvorgang

Die Ventilation kann nur durch eine Volumensänderung des intrathorakalen Raums, also durch Rippenbewegung, was als Brustatmung bezeichnet wird, oder durch Zwerchfellkontraktion, was als Bauchatmung bezeichnet wird, stattfinden.

Die Grundlage der Brustatmung ist der Winkel in denen die Rippen zu den Wirbeln stehen. Dadurch kommt es zu einer Drehbewegung, wenn die Rippen angehoben werden und somit zu einer Vergrößerung des Thorax nach lateral und ventral. Die Rippenbewegung kommt durch die Arbeit der Zwischenrippenmuskeln zustande, bei der Inspiration durch die äußeren Zwischenrippenmuskeln, bei der Exspiration - allerdings nur bei forcierter Atmung – durch die inneren Zwischenrippenmuskeln. In Ruhe läuft die Exspiration passiv.

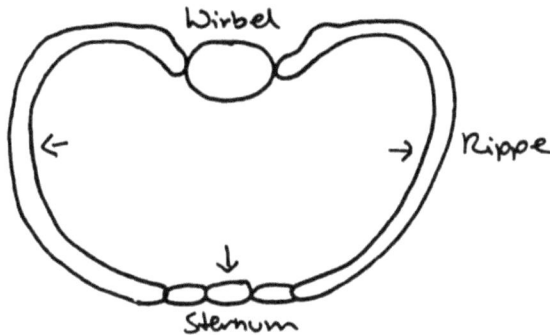

Die Bauchatmung ist effektiver als die Brustatmung und daher immer an der Ventilation beteiligt. Sie wird über die mehr oder weniger starke Wölbung des Zwerchfells in den Intrathorakalraum vermittelt. Für die Inspiration kontrahiert sich das Zwerchfell und wird dadurch Richtung Bauchraum gezogen, bei der Exspiration entspannt es sich und wandert wieder stärker in den Thoraxraum.

Durch beide Mechanismen sinkt der intrathorakale Druck während der Inspiration und steigt während der Exspiration.

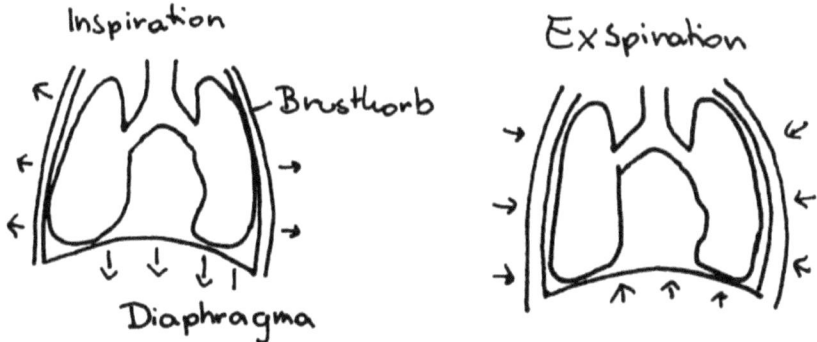

Die Lunge ist von der Pleura visceralis, dem Lungenfell, umgeben, und steht über einen kapillären Pleuraspalt, welcher mit Flüssigkeit gefüllt ist, mit der Pleura parietalis, dem Rippenfell, in Verbindung. Da Flüssigkeit weder komprimiert noch gedehnt werden kann, muss die Lunge den Diaphragma – und Rippenbewegungen folgen. Die Flüssigkeit im Pleuraspalt bewirkt jedoch, dass die Lunge gegen die Thoraxinnenwand verschieblich ist.

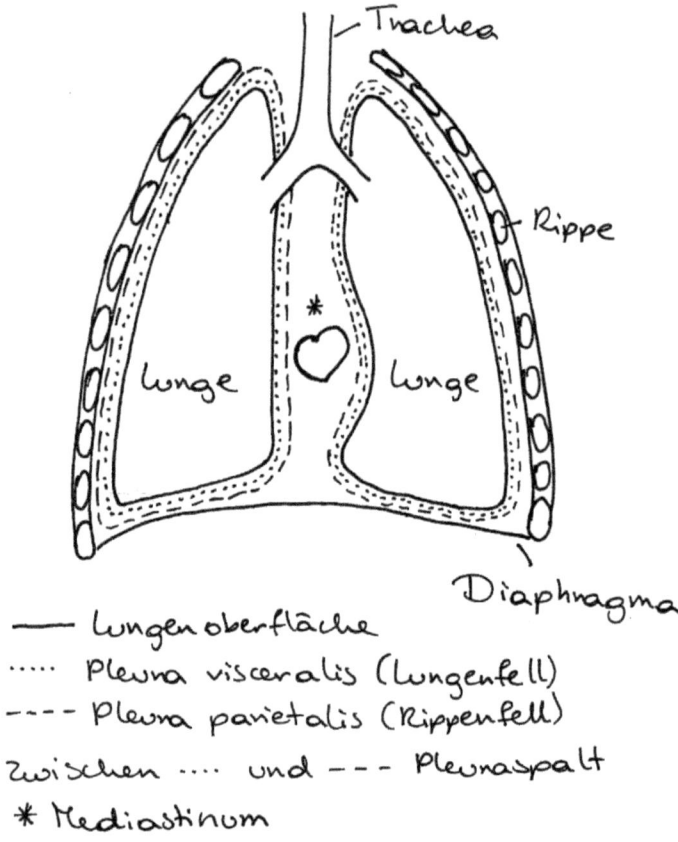

— Lungenoberfläche
····· Pleura visceralis (Lungenfell)
---- Pleura parietalis (Rippenfell)
Zwischen ····· und ---- Pleuraspalt
* Mediastinum

Bei forcierter Atmung wird neben den beiden beschriebenen Systemen auch die Atemhilfsmuskulatur verwendet, die, im Fall der Hilfsinspiratoren, eine verstärkte Hebung der Rippen hervorrufen bzw., im Fall der Bauchmuskeln als Hilfsexspiratoren, durch ihre Kontraktion die Organe in der Bauchhöhle und somit auch das Zwerchfell nach cranial drücken.

Sobald der eingeatmete Sauerstoff die Alveolen erreicht hat, tritt er via Diffusion ins Blut über. Dafür muss die Barriere zwischen Alveolen und Kapillaren möglichst dünn sein und die Kontaktfläche zwischen beiden möglichst groß. Die Barriere besteht zwar aus Alveolarepithel, Basalmembran und Kapillarepithel, ist aber trotzdem weniger als 1 µm dick. Für die nötige Kontaktfläche sorgt die geringe Größe der Alveolen, wodurch ihre Gesamtoberfläche beim Hund bis zu 140 m² groß ist und das dichte Kapillarnetz, von dem jede Alveole umgeben ist und welches etwa 80 % der Oberfläche abdeckt, solange die Kapillaren geöffnet sind. Ein kleiner Teil des Sauerstoffs bleibt in gelöster Form im Blut, der weitaus größere Teil muss jedoch von den Erythrocyten an Hämoglobin gebunden transportiert werden. Dieser Teil muss dementsprechend auch das Blutplasma und die Erythrocytenmembran als Barrieren überwinden.

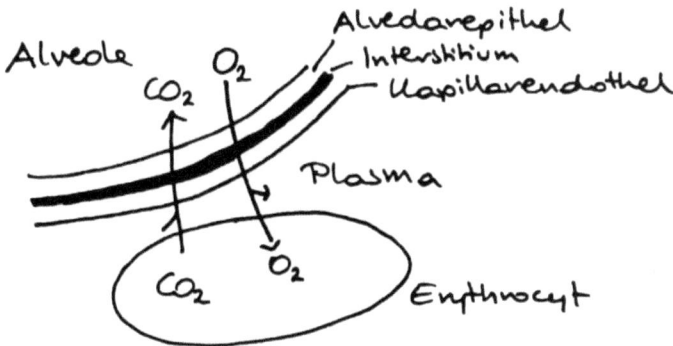

5. Lungenvolumina

Die Ventilation beschreibt das Volumen pro Zeit, das in die Lunge hinein bzw. hinausströmt. Lungenvolumina sind Teilvolumina des Gesamtvolumens der Lunge, Lungenkapazitäten hingegen beschreiben Volumina, die sich aus mehreren Lungenvolumina zusammensetzen.

5.1. Volumina

Das Atemzugvolumen ist das Volumen, das pro Atemzug ein – oder ausgeatmet wird.

Das inspiratorische Reservevolumen ist das Volumen, welches nach normaler Inspiration noch maximal inspiriert werden kann.

Das exspiratorische Reservevolumen ist das Volumen, welches nach normaler Exspiration noch maximal ausgeatmet werden kann.

Das Residualvolumen ist das Restvolumen an Luft, das auch bei maximaler Anstrengung nicht ausgeatmet werden kann. Durch das Residualvolumen bleibt auch bei forcierter Exspiration genug Luft in den Alveolen, so dass O_2 ins Blut aufgenommen und CO_2 abgegeben werden kann.

Die Inspirationskapazität ist die Summe des Atemzugsvolumens und des inspiratorischen Reservevolumens. Es ist also die maximale Inspiration nach normaler Exspiration.

Die funktionelle Residualkapazität beschreibt die Summe aus dem Residualvolumen und dem exspiratorischen Reservevolumen.

Das Atemzugvolumen und das inspiratorische und exspiratorische Reservevolumen beschreiben das maximal mögliche Atemzugvolumen und somit die Vitalkapazität.

Die Totalkapazität ist die Summe sämtlicher Volumina, also das gesamte Fassungsvermögen einer Lunge.

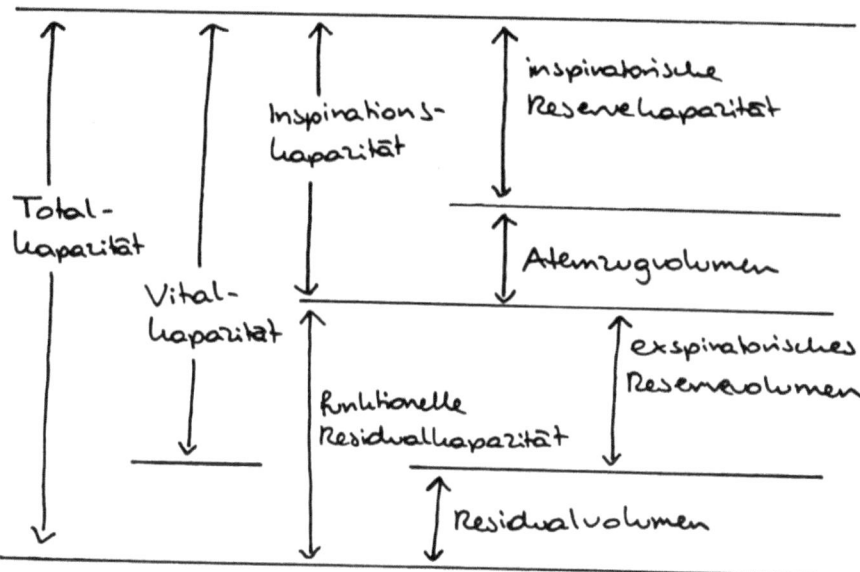

5.2. Messung von Lungenvolumina

Die Messung von Lungenvolumina ist vor allem für die Diagnostik von restriktiven oder obstruktiven Lungenfunktionsstörungen von Bedeutung. Von restriktiven Lungenerkrankungen spricht man, wenn die Entfaltung der Lunge behindert ist und kann durch eine Veränderung des Lungengewebes oder der Lungenumgebung entstehen. Es wird jedenfalls die Totalkapazität eingeschränkt, wie bei der Lungenfibrose. Obstruktive Lungenerkrankungen kommen hingegen durch Verengungen oder Verlegungen der Atemwege zustande, wichtige Vertreter sind Asthma bronchiale und COPD (chronic obstructive pulmonary disease).

Das einfachste Verfahren zur Messung der Lungenvolumina ist die Spirometrie. Dabei wird aus einem geschlossenen System, das zu 100 % mit O_2 gefüllt ist, geatmet. Das ausgeatmete CO_2 wird aus dem System entfernt, sodass während der gesamten Zeit wirklich nur Sauerstoff vorhanden ist. Die Volumensänderung im Spirometer wird durch einen Schreiber dargestellt, wodurch, abgesehen vom

Residualvolumen, der Totalkapazität und der funktionellen Residualkapazität, alle Lungenvolumina und – kapazitäten bestimmt werden können.

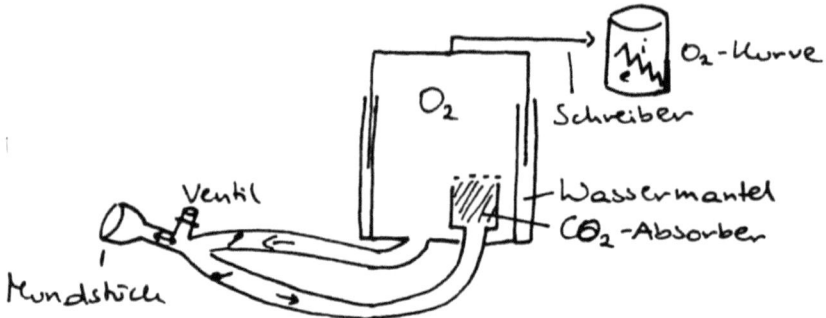

Ein weiteres Verfahren ist die Pneumotachographie. Dabei wird durch ein Staurohr geatmet, das durch Lamellen einen Strömungswiderstand erzeugt.

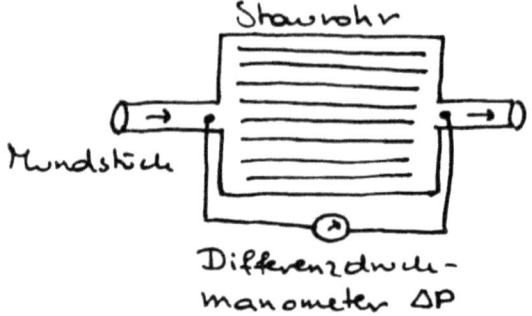

Die Druckdifferenz vor und hinter den Lamellen wird gemessen, wodurch der Gasstrom berechnet werden kann und somit auch das Volumen des transportieren Gases. Daraus können dieselben Volumina berechnet werden, wie bei der Spirometrie.

$$V = \Delta P / R$$

V = Gasstrom

ΔP = Druckdifferenz vor und hinter den Lamellen

R = Strömungswiderstand der Lamellen

Was durch keine der beiden genannten Methoden gemessen werden kann, sind das Residualvolumen, die funktionelle Residualkapazität und die Totalkapazität. Um diese Volumina dennoch diagnostizieren zu können, wird die Heliumverdünnungsmethode oder der Ganzkörperplethysmograph verwendet.

Die Heliumverdünnungsmethode basiert auf der Annahme, dass Helium durch seine geringe Löslichkeit in Wasser auch nur in vernachlässigbar kleinen Mengen in den Alveolaren ins Blut diffundiert. Benötigt wird ein Spirometer, doch diesmal wird nicht nur Sauerstoff, sondern auch eine geringe Menge an He darin vorhanden sein. Am Ende einer normalen Exspiration wird ein Ventil im Spirometer geöffnet, wodurch der Patient anfängt aus dem Spirometer zu atmen. Da das Helium sich gleichmäßig im Spirometer verteilt hat, wird es sich bereits ab dem ersten Atemzug gleichmäßig auf Spirometervolumen und Lungenvolumen verteilen. Da man das Volumen des Spirometers und die initiale Heliumkonzentration darin kennt, kann man aus der neuen Heliumkonzentration auf die funktionelle Residualkapazität schließen.

$$c_{Anfang} \cdot V_{Spirometer} = c_{Ende} \cdot (V_{Spirometer} + V_{funktionelle\ Residualkapazität})$$

Aus der funktionellen Residualkapazität kann man das Residualvolumen und die Totalkapazität errechnen.

Die Ganzkörperplethysmographie oder Bodyplethysmographie ist eine Lungenfunktionsuntersuchung, bei der sich der Patient in einer luftdicht verschlossenen Kabine befindet und über ein Mundstück in einen anderen Raum atmet. Während der Inspiration und Exspiration werden die Druckunterschiede in der Kabine gemessen, wodurch indirekt auch die Änderungen des Druckes im Thorax und somit auch der Lunge und den Lungenalveolen selbst bestimmt werden kann, der sich umgekehrt proportional verhält. Sinkt der Druck in der Kabine, steigt er in den Alveolen und umgekehrt. Während der Messung erfolgt meist auch eine Spirometrie, wodurch dann sämtliche Lungenvolumina bestimmt werden können.

5.3. Totraum

Beim Totraum wird der anatomische vom funktionellen unterschieden, wobei beide unter physiologischen Bedingungen gleich groß sind.

Während der Atmung erreicht ein Teil des Atemzugsvolumens nicht die Alveolen, sondern bleibt im luftleitenden System stehen und kann daher nicht am Gasaustausch teilnehmen. Dieser Anteil des Atemzugsvolumens verbleibt also im anatomischen Totraum. Der anatomische Totraum beschreibt folglich den Raum des Respirationstrakts, der während der Atmung zwar mit Luft durchströmt wird, wo allerdings kein Gasaustausch stattfinden kann. Er beginnt bei der Nasen – oder Mundhöhle und endet bei den Terminalbronchien. Er hat den Sinn die Luft zu reinigen, anzufeuchten und zu erwärmen.

Der funktionelle Totraum beschreibt den Raum des Respirationstrakts, der während der Atmung zwar mit Luft durchströmt wird, wo allerdings kein Gasaustausch stattfindet. Im Idealfall ist er gleich dem anatomischen Totraum, bei bestimmten Erkrankungen können jedoch auch Alveolen belüftet werden, in denen kein Gasaustausch stattfindet, wodurch der funktionelle Totraum größer wird als der anatomische.

Der Totraum kann durch einen Kapnographen bestimmt werden, welcher kontinuierlich den CO_2 – Gehalt der Atemluft misst. Dabei wird davon ausgegangen, dass sämtliches ausgeatmetes CO_2 von den Alveolen stammt. Somit ergibt sich die Bohr'sche Formel:

$$V_D = V_T \cdot (P_{alveol.\ CO2} - P_{expirat.\ CO2})/P_{alveol.\ CO2}$$

V_D = Totraumvolumen (dead space)

V_T = Atemzugvolumen (Tidalvolumen)

$P_{alveol.\ CO2}$ = CO_2 – Partialdruck in den Alveolen

$P_{expirat.\ CO2}$ = CO_2 – Partialdruck der exspirierten Luft

5.4. Ventilation

Die Gesamtventilation wird als Atemzeitvolumen oder Atemminutenvolumen (l/min) bezeichnet und ergibt sich aus dem Atemzugvolumen und der Atemfrequenz. Die Atemfrequenz hängt vom Körpergewicht ab und nimmt mit abnehmendem Körpergewicht zu. Das Atemzeitvolumen nimmt jedoch trotzdem dank des größeren Atemzugvolumens mit dem Körpergewicht zu.

Das Atemzeitvolumen lässt sich jedoch auch als Summe der alveolären Ventilation, also der Belüftung des Alveolarraums, und der Totraumventilation, der Belüftung des Totraums, berechnen. Da der Totraum eine relativ konstante Größe ist, wird die alveoläre Ventilation kleiner, je flacher geatmet wird. Beim Hecheln wird die alveoläre Ventilation maximal heruntergefahren, wodurch ein normaler CO_2 – Abtransport bei maximaler Wärmeabgabe stattfinden kann.

Bei zu niedrigem CO_2 – Abtransport spricht man von Hypoventilation, die zu einem erhöhten CO_2 – Partialdruck im Blut, einer Hyperkapnie, führt. Umgekehrt ist der zu hohe CO_2 – Abtransport als Hyperventilation zu bezeichnen und der zu niedrige CO_2 – Partialdruck im Blut als Hypokapnie.

Die normale Ruheatmung wird als Eupnoe bezeichnet, während eine gesteigerte Ventilation als Hyperpnoe und das subjektive Empfinden von Atemnot als Dyspnoe bezeichnet wird, unabhängig vom Atemzeitvolumen.

5.5. Kapnographie

Die Kapnographie misst den Gehalt an CO_2 in der Ausatemluft und wird zur Atemüberwachung während der Narkose eingesetzt. Die Messung erfolgt über Infrarotspektroskopie.

Es gibt 2 verschiedene Verfahren: Einerseits die Hauptstrommessung und andererseits die Neben – oder Seitenstrommessung. Bei der Hauptstrommessung wird CO_2 direkt beim Ausatmen gemessen, der Sensor ist also im Schlauchsystem, relativ nahe des Tubus, und misst die gesamte Ausatemluft. Der Nachteil der Hauptstrommessung ist, dass sich der Totraum des Patienten erhöht, was bei kleinen Tieren ab Katzengröße eher unpraktisch ist. Die Seitenstrommessung funktioniert anhand der Absaugung eines bestimmbaren Gasvolumens in einen externen Detektor. Daher wird der Totraum nicht vergrößert, es wird jedoch auch nicht die gesamte Exspirationsluft gemessen und die Messung erfolgt verzögert.

Neben der Möglichkeit den CO_2 – Gehalt numerisch auszudrücken gibt es auch die Möglichkeit der Kapnometrie, also der Angabe mittels einer Funktion. Der normale Gehalt an CO_2 beträgt 35 – 46 mm Hg, die normale CO_2 – Kurve sieht so aus:

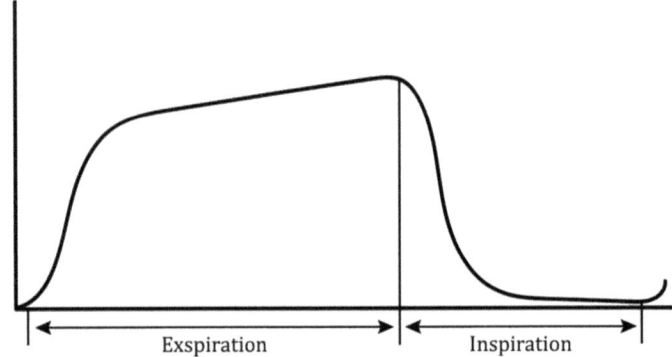

Anästhesiegeräte zeigen in der Regel beides an, wodurch man den maximalen Informationsgehalt mit einem kurzen Blick erhält. Die Aussage der Kapnographie bezieht sich auf die Atemtätigkeit und den Kreislauf des Patienten. Während die Kurve und der CO_2 – Gehalt normal sind kann man davon ausgehen, dass der Patient atmet und auch CO_2 aus seinem Körper schleust, wodurch man auch weiß, dass der Kreislauf funktioniert. Würde das Herz nämlich nicht mehr arbeiten, würde kein CO_2 aus der Peripherie zur Lunge transportiert werden und die Funktion immer weiter abflachen, bis sämtliches CO_2 aus der Lunge „gewaschen" wurde. Daher ist die Kapnographie die interessanteste Funktion am Anästhesiearbeitsplatz.

6. Atemmechanik

Während der Atmung kann man die Bewegung verschiedener Strukturen beobachten, wie die des Brustkorbes und der Bauchdecke. Bei der Inspiration senkt sich das Diaphragma nach caudal in den Bauchraum ab, während sich der Brustkorb weitet. Bei der Exspiration hebt sich das Diaphragma wieder nach cranial und der Brustkorb kehrt in seinen Ausgangszustand zurück.

Bei der Atmung sind sowohl bei der Inspiration als auch der Exspiration mechanische Widerstände zu überwinden, die man in elastische und viskose Atmungswiderstände unterteilt.

6.1. Elastische Atmungswiderstände

Elastische Atmungswiderstände werden von den elastischen Strukturen in Lunge und Thorax und durch die Oberflächenspannung der Alveolen, die an der Grenzfläche von Alveolarepithel und Alveolargas wirkt, erzeugt. Sie sind sowohl während der Atmung als auch in der Atemruhe wirksam.

Die elastischen Fasern der Lunge führen gemeinsam mit der Oberflächenspannung in ihr dazu, dass sie sich zusammenziehen will. Dadurch kann die Exspiration auch bei Ruheatmung passiv erfolgen. Der Thorax wirkt bei normaler Atmung der Lungenverkleinerung entgegen, bei forcierter Inspiration unterstützt er sie jedoch bis zu dem Punkt, an dem er wieder seine normalen Abmessungen annimmt. Isoliert man beide voneinander, so hat der Thorax ein größeres und die Lunge ein sehr viel kleineres Volumen als in situ.

Dadurch, dass die Lunge gegen den Thorax arbeitet und immer versucht sich zu verkleinern, ergibt sich für den Intrapleuralraum ein „negativer" Druck gegenüber der Atmosphäre. Folglich kollabiert die Lunge fast vollständig, wenn Luft in den Intrapleuralspalt gelangt, da die Pleurablätter nun auseinanderweichen können und somit der Thorax dem Bestreben der Lunge sich zu verkleinern nicht mehr entgegenwirken kann.

6.1.1. Compliance

Compliance beschreibt die Volumendehnbarkeit der isolierten Lunge, des isolierten Thorax oder von Lunge und Thorax gemeinsam. Wenn man ausschließlich das Atemzugsvolumen und die Druckdifferenzen währenddessen misst, erhält man stets nur die Compliance von Thorax und Lunge zusammen.

Die Compliance ergibt sich daraus, dass sich der Druck bei unterschiedlicher Füllung ändert. Bläst man einen Luftballon auf, wird das Volumen größer, allerdings nimmt auch der Druck im Ballon im Vergleich zum atmosphärischen Druck zu. Je größer er wird, desto größer ist auch der Druck. Je weniger der Druck pro Volumenszunahme steigt, desto größer ist die Dehnbarkeit.

Auf die Lunge umgelegt, ergibt sich folgendes: Eine hohe Compliance hat zur Folge, dass bei niedrigem Druck mehr eingeatmet werden kann. Wenn die

Lungendehnbarkeit dagegen reduziert ist, muss der Druck, mit dem die Inspiration erfolgt, erhöht werden, die Atmung wird also erschwert.

Die Compliance der Lunge lässt sich errechnen aus dem intrapulmonalen Druck und der Volumensänderung und hat die Maßeinheit ml/mbar.

$$C = \Delta V/\Delta p$$

C = Compliance

ΔV = Volumensdifferenz

Δp = Druckdifferenz

Der intrapulmonale Druck ist definiert als die Differenz der Drücke in der Lunge und in der Umgebung und kann dem Druck in der Maulhöhle während der Atempause gleichgesetzt werden, da hierbei die Atemmuskulatur entspannt ist und Luft weder ein – noch ausströmt. Da man dabei auf die Kooperation des Patienten angewiesen ist, ist die Messung des intrapulmonalen Drucks am Tier nicht möglich und somit die Bestimmung der statischen Compliance ebenso nicht durchführbar.

Da jedoch in vivo auf die Lunge nicht nur der intrapulmonale Druck, sondern auch der Druck in der Pleuraspalte wirkt, muss die Differenz der beiden, der sogenannte transpulmonale Druck bestimmt werden, um die Lungencompliance zu berechnen. Der intrapleurale Druck definiert sich aus der Druckdifferenz zwischen der Pleuraspalte und der Umgebung und kann auf 2 Weisen gemessen werden. Die erste Methode ist invasiv und durch ihr nicht unerhebliches Gefahrenpotential eher ungeeignet. Man sticht in den Pleuraspalt ein und misst somit direkt den dort herrschenden Druck. Problematisch kann dabei werden, dass Luft in die Pleuraspalte gelangen kann und somit immer die Gefahr des Pneumothorax gegeben ist, wodurch die Lunge kollabieren kann. Die zweite Methode ist das

Einbringen einer Sonde caudal in den Ösophagus, wo Druckverhältnisse herrschen, die denen im Pleuraspalt gleichzusetzen sind.

Die dynamische Compliance lässt sich somit mit einfachen Methoden auch am unkooperativen Patienten feststellen. Um die Volumensänderung der Lunge zu messen, verwendet man ein Spirometer, zur Messung des intrapleuralen Druckes verwendet man eine Ösophagussonde, die man in den caudalen Teil der Speiseröhre einbringt, da man den hier vorherrschenden Druck mit dem im Pleuraspalt gleichsetzen kann. Durch die Messung ergibt sich eine sogenannte Atemschleife.

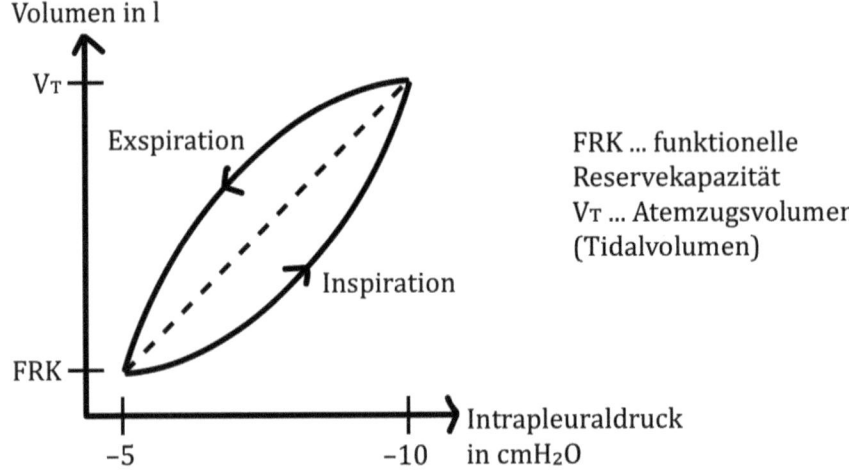

Aus der Atemschleife kann man die Lungencompliance bestimmen. Die Endpunkte der Schleife sind das Ende bzw. der Anfang der Inspiration bzw. der Exspiration. Bei jedem Wechsel zwischen In – und Exspiration wird eine kurze Atempause eingelegt, in welcher kein Gas strömt. Damit kann an diesen Punkten der intrapulmonale Druck dem Umgebungsdruck gleichgesetzt werden und die Differenz beider Drücke ergibt 0. Aus diesem Grund errechnet sich der transpulmonale Druck aus der Differenz von 0 und dem intrapleuralen Druck und ist somit gleich dem negativen intrapleuralen Druck. Für die Compliance der Lunge ergibt sich daher folgende Formel:

$$C_{pul} = \Delta V_{pul}/\Delta p_{pleu}$$

Bei restriktiven Lungenerkrankungen, wie Lungenfibrosen, Atelektasen, Pleuraverdickungen, Linksherzinsuffizienz mit Rückstau in die Lunge oder Lungenödemen nimmt die Lungencompliance ab, genauso wie die Vitalkapazität. Hingegen nimmt die Compliance bei Lungenemphysemen zu.

6.1.2. Oberflächenspannung der Alveolen

An der Grenze zwischen dem Gas in den Alveolen und der Flüssigkeit auf den Alveolen herrscht eine Oberflächenspannung, die, wenn die Flüssigkeit Wasser wäre, dafür sorgen würde, dass die Alveolen kollabieren würden. Der Grund dafür ist, dass durch die an Phasengrenzen herrschende Oberflächenspannung sich Flüssigkeitsblasen immer zusammenziehen, weil die Anziehungskräfte zwischen den Flüssigkeitsmolekülen größer sind als die zwischen den Flüssigkeits – und den Gasmolekülen. Je kleiner dabei der Radius der Blase ist, desto größer ist das Bestreben sich zusammenzuziehen. Dieses Bestreben wurde durch das Laplace – Gesetz formuliert:

$$p = 4 \cdot T/r$$

p = Druck in einer Blase
T = Oberflächenspannung
r = Radius

Durch ein Kollabieren der Alveolen wäre der Gasaustausch jedoch stark behindert. Um diese Situation zu vermeiden, besteht der Flüssigkeitsfilm auf den Alveolarepithel aus oberflächenaktiven Substanzen, welche die

Oberflächenspannung auf 1/10 von Wasser herabsetzen. Diese Substanzen werden als Surfactant bezeichnet und werden in den Typ II Alveolarzellen synthetisiert.

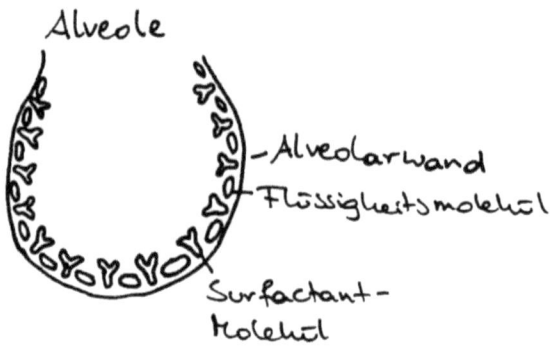

Surfactant besteht hauptsächlich aus Lipiden, Proteinen und Ca^{2+}. Den größten Anteil machen mit über 90 % Lipide aus, deren größte Fraktion wiederum Phosphatidylcholine sind, mit etwa 80 %. Daneben befindet sich mit 11 % Phosphatidylglycerol, welches die Viskosität des Surfactants herabsetzt, und auch Neutralfette und Cholesterin darin. Die restlichen 10 % des Surfactants bestehen aus Proteinen, die zu je etwa 50 % zu den Plasmaproteinen und speziellen Surfactantproteinen (SP) zählen. Bei den Surfactantproteinen kann man SP – A, SP – B, SP – C und SP – D unterscheiden.

SP – A und SP – D sind immunologisch wichtig und wirken als Opsonine, indem sie an bestimmte Oberflächenantigene von Bakterien und Viren binden und sie so für Makrophagen kennzeichnen. SP – A hat zusätzlich auch die Funktion die Sekretion von Surfactant über negatives Feedback zu regulieren.

SP – B und SP – C sind hydrophobe Membranproteine, welche dafür sorgen, dass sich das Surfactant auf der Oberfläche des Alveolarepithels gut verbreiten kann.

Es ist notwendig, um die Atemarbeit zu verringern und die Alveolen zu stabilisieren. Bei einem Mangel davon kommt es zum Respiratory Distress

Syndrom, bei dem je nach Grad die Atemarbeit zunimmt oder es sogar zum Kollaps von Alveolen und der gesamten Lunge kommen kann.

Trotz des Surfactants besteht ein Bestreben in den Alveolen sich zu verkleinern, wodurch bei der Inspiration Kraft aufgewendet werden muss, um sie zu dehnen. Dadurch macht die Oberflächenspannung einen Teil des elastischen Atmungswiderstands aus.

Bei der Aufzeichnung der Druck – Volumenkurve wird man feststellen können, dass sie bei der Inspiration anders verläuft als während der Exspiration. Während der Inspiration wird mehr Druck gebraucht um ein bestimmtes Volumen zu erreichen, als bei der Exspiration. Dieses Phänomen wird als Hysterese bezeichnet. Eine Begründung dafür ist, dass sich bei der Inspiration die Surfactant – Schicht erst ausdehnen muss, was zusätzlich Energie benötigt. Ein weiterer Grund ist, dass bei der Exspiration kleinere Atemwege, wie Bronchiolen, verschlossen werden und deshalb bei der Inspiration erst wieder geöffnet werden müssen, wofür ebenfalls Energie aufgewendet werden muss.

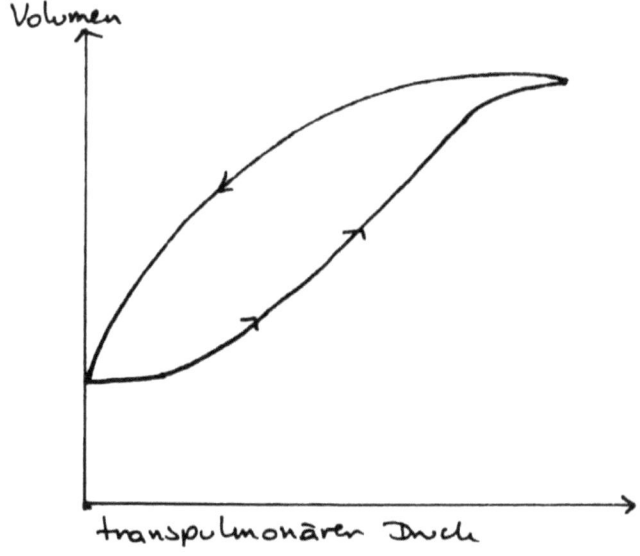

Insgesamt wird der elastische Atmungswiderstand ungefähr zur Hälfte von der Compliance und der alveolären Oberflächenspannung bestimmt.

6.2. Visköse Atmungswiderstände

Visköse Atmungswiderstände sind im Gegensatz zu den elastischen nur während der Ventilation wirksam und umfassen den als Resistance bezeichneten Strömungswiderstand und den Gewebswiderstand, welchen die Lunge und der Thorax ihrer Verformung entgegensetzen. Etwa 90 % der viskösen Atmungswiderstände macht der Strömungswiderstand aus.

6.2.1. Resistance – Strömungswiderstand der Atemwege

Unter Resistance versteht man den Strömungswiderstand der Atemwege, die entscheidende Größe ist der Durchmesser der luftleitenden Wege. Je kleiner der Durchmesser ist, desto größer ist der Atemwiderstand. Da der Durchmesser der Atemwege bei Ruheatmung sehr groß ist, ist die Resistance sehr klein und es reichen geringe Druckunterschiede aus, um die Luft zu bewegen.

Die Resistance lässt sich durch die Druckunterschiede in den Alveolen und der Umgebung, gemeinsam mit dem Lungenvolumen berechnen. Den Alveolardruck kann man mit Hilfe eines Ganzkörperplethysmographen bestimmen, das Volumen mit einem Spirometer.

$$R = (p_{Umgebung} - p_{Alveolen})/V$$

R = Resistance

$p_{Umgebung}$ = Druck in der Umgebung

$p_{Alveolen}$ = Druck in den Alveolen

V = Atemgasstrom

Als Alternative kann man die Resistance auch aus der Pleuradruckänderung während der Ventilation und dem Gasstrom, oder Atemflow, bei 2 verschiedenen Atemzügen errechnen. Die Pleuradruckänderung bestimmt man indem man eine Ösophagussonde setzt, da man davon ausgeht, dass der Druck im caudalen Bereich des Ösophagus dem Druck im Pleuraspalt gleichzusetzen ist. Die Resistance ergibt sich aus der Änderung des Pleuradrucks pro Änderung des Gasstroms.

$$R = \Delta p_{pleu}/\Delta V$$

R = Resistance

Δp_{pleu} = intrapleurale Druckänderung

ΔV = Volumensänderung

In den proximalen Atemwegen, also in der Trachea und in den Bronchien sorgen Knorpelspangen dafür, dass sie geöffnet bleiben. In Bronchiolen hingegen sind die glatten Muskelzellen in den Wänden dafür verantwortlich, wodurch vor allem hier die Weite und damit die Resistance gut reguliert werden kann.

Eine Größe, die den Atemwegswiderstand beeinflusst, ist das Lungenvolumen. Je größer das Lungenvolumen ist, desto kleiner ist der Atemwiderstand, da bei der Inspiration nicht nur die Alveolen, sondern auch die luftleitenden Wege geweitet werden.

Durch Aktivierung oder Hemmung der glatten Muskelzellen können Sympathicus und Parasympathicus Einfluss auf die Resistance nehmen. Während die Ausschüttung von Acetylcholin eine Kontraktion auslöst, das Lumen verkleinert und somit die Resistance erhöht, entspannen Noradrenalin und Adrenalin die Muskulatur, stellen somit die Atemwege weit und senken die Resistance. Humoral bewirkt Histamin ebenfalls eine Kontraktion der Atemwege.

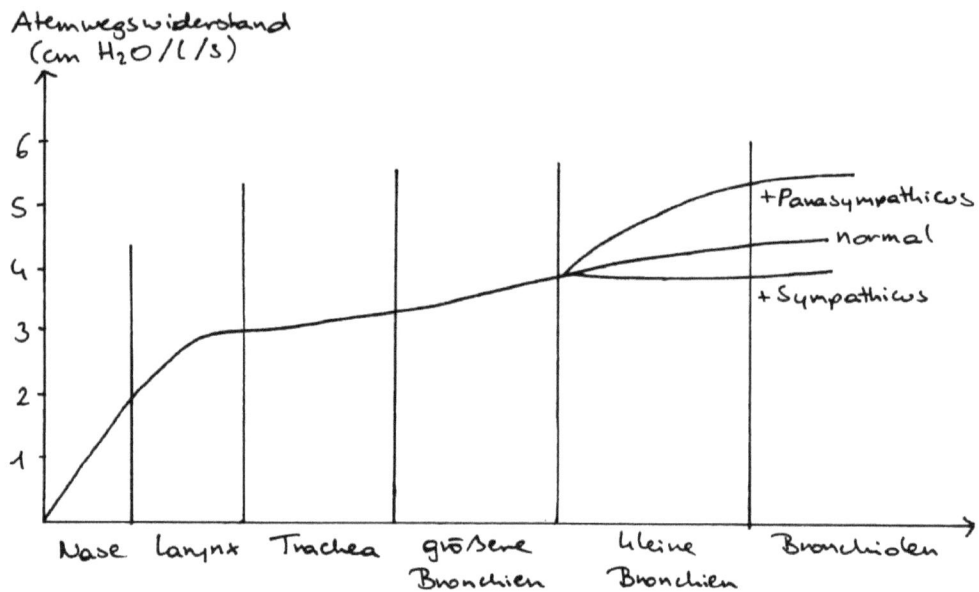

Bei obstruktiven Lungenfunktionsstörungen ist die Resistance generell erhöht, wodurch das Atmen schwerer fällt.

7. Gasaustausch in der Alveole

Durch die Ventilation wird ständig neue Luft in die Alveolen transportiert und somit der Konzentrationsunterschied zwischen Alveolen und Blut aufrechterhalten. Durch die funktionelle Residualkapazität wird in Ruhe jedoch nur ein vergleichsweise kleiner Teil des Volumens bei jedem Atemzug ausgetauscht, was ausreicht, um die Gasdrücke konstant zu halten. O_2 und CO_2 können dadurch ständig entlang ihres Konzentrationsgradienten ins Blut bzw. in die Alveole diffundieren. Da jedoch die Blut – Alveolar – Schranke eine Phasengrenze darstellt, können sich die Gaskonzentrationen im Blut und in der Alveolarluft niemals angleichen.

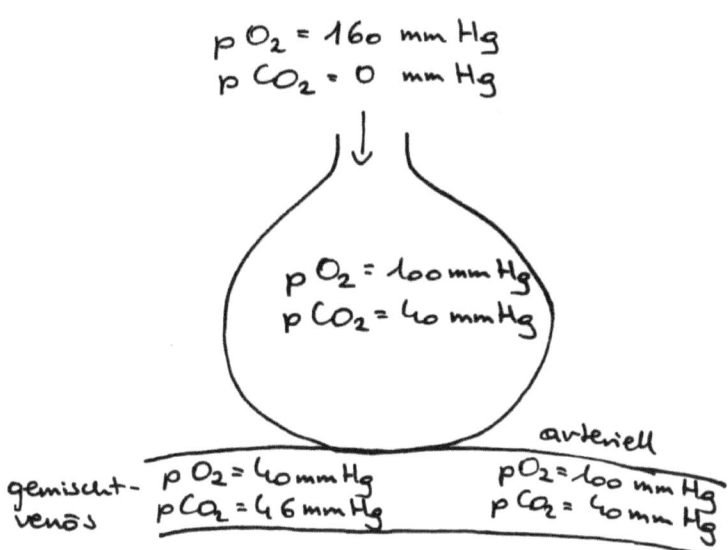

Die Schranke besteht aus dem Alveolarepithel, dem Interstitium mit der Basalmembran und dem Kapillarendothel und beträgt zwischen 0,5 und 1 µm. Neben der Dicke der Schranke und dem Partialdruck der verschiedenen Gase in der Luft und im Blut, ist auch die Kontaktzeit, also die Zeit, die einem Erythrocyten bleibt, um die Gase auszutauschen, für die übertretende Gasmenge wichtig. Die durchschnittliche Kontaktzeit beträgt etwa 0,7 s, wobei dies unter physiologischen Umständen völlig ausreichend ist, wie aus der Abbildung hervorgeht.

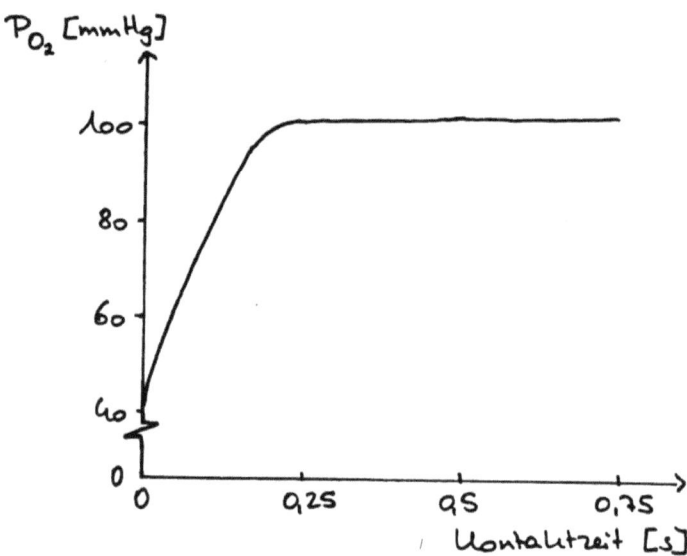

Bei gesunder Lunge benötigt das Blut etwa 0,2 s zur O_2 – Aufnahme, was sowohl in Ruhe, als auch bei Anstrengung, wo sich die Kontaktzeit, durch das erhöhte Herzzeitvolumen und die somit erhöhte Strömungsgeschwindigkeit, auf die Hälfte verkürzt. Bei pathologisch verdickter Alveolen – Kapillaren – Schranke erfolgt die Diffusion langsamer und somit kommt es in Abhängigkeit der Schwere zu einer arteriellen Hypoxämie, da die Kontaktzeit dann nicht mehr ausreicht, um eine volle Sättigung des Blutes zu erreichen.

Die Diffusion für CO_2 ist annähernd gleich wie die für O_2, allerdings ist die Löslichkeit für CO_2 20 – fach höher, wodurch bei Diffusionsstörungen vor allem die O_2 – Aufnahme betroffen ist und erst bei sehr hochgradigen Einschränkungen die Abgabe von CO_2.

7.1. Lungendurchblutung

Da das gesamte Herzzeitvolumen durch die Lunge fließen muss, ist die Lungenperfusion gleich dem Herzzeitvolumen. Der Lungenkreislauf oder kleine

Körperkreislauf bildet ein Niederdrucksystem mit einem Druck von 15 – 20 mm Hg Mitteldruck.

Ein kleiner Teil der Bronchialgefäße schickt venöses Blut in die Pulmonalvene, welche als einzige Venen im Körper arterielles Blut führen, genauso wie ein kleiner Teil des coronarvenösen Blutes in sauerstoffreiches Blut gelangt. Durch diesen physiologischen Rechts – Links – Shunt wird das sauerstoffreiche Blut mit einer kleinen Menge an sauerstoffarmen Blut vermischt, wodurch es zur leichten Absenkung des O_2 – Partialdrucks kommt. Dieser physiologische Shunt bewirkt, dass eine Partialdruckdifferenz zwischen dem alveolären und dem arteriellen Blut von 10 mmHg besteht.

Bei körperlicher Arbeit steigt das Herzminutenvolumen und somit auch die Lungenperfusion auf das bis zu 9 – fache. Zuerst nimmt der pulmonale Blutdruck zu, es kommt zur pulmonalen Hypertension, anschließend nimmt der pulmonale Gefäßwiderstand ab, indem sich die druckpassiven Lungengefäße weiten und das Kapillarblutvolumen ebenfalls zunimmt. Dadurch wird die Kontaktzeit des Blutes nicht auf das 9 – fache verringert, sondern nur etwa auf die Hälfte.

Die Verteilung des Blutes erfolgt in der Lunge wegen der druckpassiven Weitung der Blutgefäße auch nicht homogen. Auf die ventralen Gefäße lastet aufgrund der Schwerkraft höherer Druck, weshalb sich die Gefäße stärker weiten und besser durchblutet werden als die in dorsalen Lungenarealen.

Um den Gasaustausch optimal ablaufen zu lassen, hat sich deshalb ein Mechanismus entwickelt, der als der Euler – Liljestrand – Mechanismus bekannt ist. Er beschreibt, dass Lungengefäße sich genau umgekehrt verhalten, wie alle anderen Gefäße. Ein niedriger O_2 – Partialdruck würde normalerweise dazu führen, dass die Gefäße weit gestellt werden, um die Durchblutung zu verbessern. Die Lungengefäße verringern ihr Lumen, wenn ein Alveolarbereich schlecht ventiliert wird, wenn also der O_2 – Partialdruck niedrig ist. Das bezeichnet man als hypoxische Vasokonstriktion. Dieser Mechanismus sorgt dafür, dass gut perfundierte Alveolen auch gut ventiliert werden. In Ruhe werden auch eher die ventralen Lungenareale belüftet als die dorsalen.

7.2. Ventilations – und Perfusionsverteilungsstörungen

Von einer Verteilungsstörung spricht man, wenn die Inhomogenität der Verteilung von Ventilation und Perfusion ein physiologisches Maß überschreitet. Selbst wenn das insgesamte Verhältnis der Ventilation zur Perfusion normal ist, kann es trotzdem zu Störungen im Gasaustausch in den Alveolen kommen, die zu einer arteriellen Hypoxämie führen können, einem verminderten Sauerstoffpartialdruck im arteriellen Blut.

In Extremfällen können Teile der Lunge gut durchblutet, aber nicht ventiliert sein, wodurch ein funktioneller Shunt entsteht oder das umgekehrte Phänomen tritt ein indem gut ventilierte Lungenareale nicht durchblutet werden.

Bei Ersterem könnte man bei einer Blutgasanalyse einen verminderten Sauerstoffpartialdruck bei völlig normalem CO_2 – Partialdruck feststellen, da durch den funktionellen Shunt arterielles Blut mit nicht angereichertem Blut vermischt wird, zusammen als gemischtvenöses Blut aus der Lunge strömt und in den Körperkreislauf gelangt. Dieser Störung versucht der alveolokapilläre Reflex entgegenzuwirken, welcher den Mechanismus der hypoxischen Vasokonstriktion beschreibt. Wenn ein Lungenareal hypoventiliert ist, kommt es lokal zur Minderdurchblutung. Bei größeren Arealen bewirkt dies allerdings, dass der Widerstand im Lungenkreislauf steigt und das rechte Herz vermehrt arbeiten muss. Ab gewissen Ausmaßen und Bestehensdauer der Störung kann dies zur Hypertrophie des rechten Herzens führen.

Mögliche Ursachen für die verminderte Ventilation könnte vermehrter Druck auf die Lunge sein, beispielsweise durch Rückenlage bei der Narkose, vor allem bei Pferden, bei denen das Darmkonvolut sehr viel Druck auf das Zwerchfell ausübt. Andere Gründe können Stenosen des Bronchialbaums sein, durch welche die Lunge im dahinterliegenden Teil atelektatisch wird, sprich zusammenfällt, da das Gas resorbiert wird.

Bei Zweiterem hat die verminderte Perfusion bei gut belüfteter Alveole eine Vergrößerung des funktionellen Totraums zur Folge. Dadurch wird das Blut in einem ersten Schritt nicht mehr so gut mit Sauerstoff angereichert, jedoch kann das Herz mit einer Steigerung des Herzminutenvolumens die Situation kompensieren und so wird über vermehrten Blutfluss in den funktionellen Lungenarealen der Sauerstoffbedarf des Körpers gedeckt. Wenn jedoch große Areale betroffen sind, sinkt der Sauerstoffpartialdruck in den Arterien ab und Teile des Körpers werden hypoxisch.

Mögliche Ursachen dafür wären Embolien der Lungengefäße.

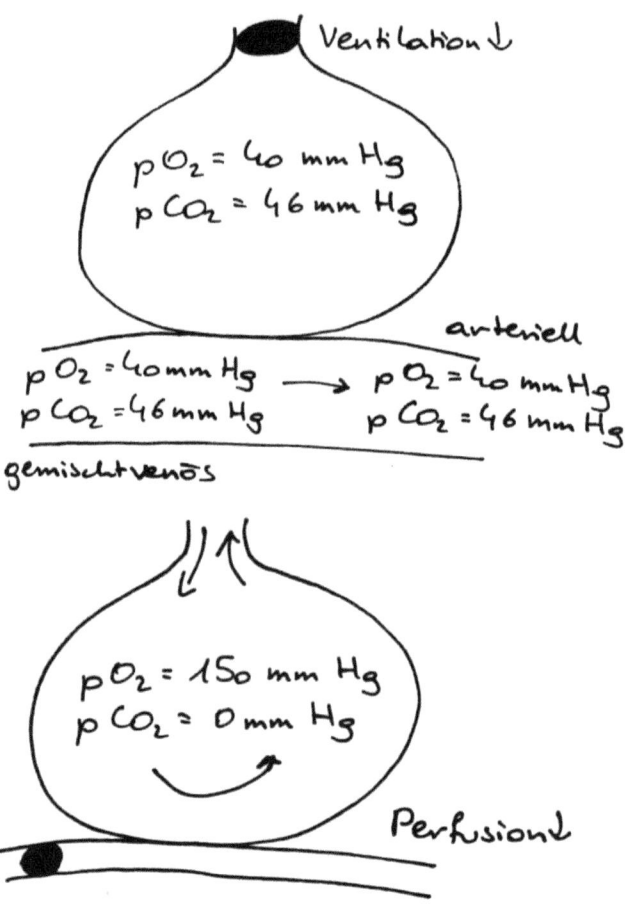

8. Gastransport im Blut

Das Blut kann große Mengen an O_2 aufnehmen und verteilt es dann durch Konvektion im Körper, wodurch es zu den O_2- verbrauchenden Geweben gelangt.

Im Blut befinden sich O_2 und CO_2 sowohl chemisch gebunden als auch gelöst, wobei die chemisch gebundene Form überwiegt, die gelöste jedoch wichtig ist, da nur so die Gase in die umliegenden Zellen diffundieren können. Die Konzentration der gelösten Gase im Blut wird durch ihren Partialdruck und den

Löslichkeitskoeffizienten bestimmt und legt seinerseits fest, wieviel der Atemgase in der Alveole ins Blut übertritt, vom Blut ins Gewebe diffundiert und wie hoch die Konzentration der chemisch gebundenen Form im Blut ist. Die Löslichkeit für CO_2 ist etwa 20 – fach höher als die für O_2.

8.1. Sauerstofftransport

O_2 liegt im Blut sowohl physikalisch gelöst als auch chemisch an Hämoglobin gebunden vor, wobei die Konzentration des sauerstoffbeladenen Hämoglobins 99% ausmacht.

Hämoglobin ist ein Protein, welches nur in Erythrocyten vorkommt und aus 4 Polypeptidketten aufgebaut ist, je 2 α - und β - Ketten. Jede davon enthält ein Häm, in dessen Zentrum sich ein Fe^{2+} befindet. Dieses kann durch eine Nebenvalenz O_2 reversibel binden. Diesen Vorgang bezeichnet man als Oxygenierung.

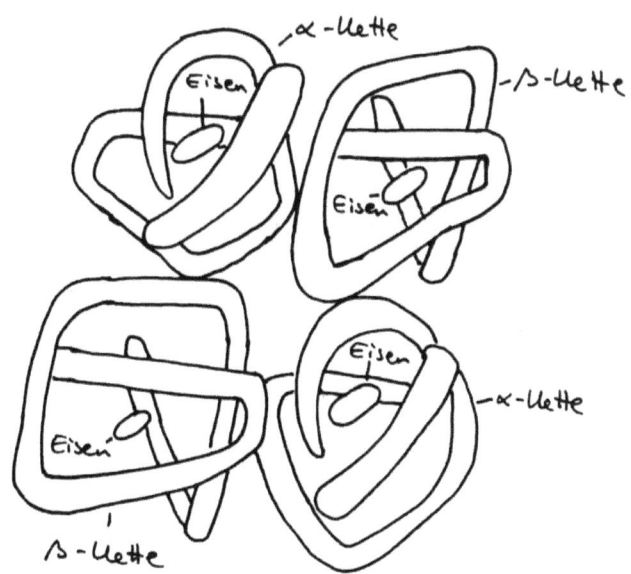

Jedes Hämoglobin kann daher 4 Sauerstoffmoleküle binden, wobei Oxyhämoglobin (HbO_2) entsteht. Das maximale Bindungsvermögen des Blutes für Sauerstoff ergibt sich aus der Hämoglobinkonzentration und wird als O_2 – Kapazität des Blutes bezeichnet, die bei etwa 200 ml O_2/l Blut liegt. Davon unterscheidet man den Sauerstoffgehalt, der die Gesamtmenge des im Blut befindlichen O_2 beschreibt.

Wird Hämoglobin dagegen oxidiert, entsteht dadurch Methämoglobin mit Fe^{3+}, welches nicht in der Lage ist Sauerstoff zu binden. Dadurch haben Erythrocyten die Methämoglobin – Reduktase, ein Enzym, welches das dreiwertige Eisen wieder in zweiwertiges umwandelt und dadurch dafür sorgt, dass der Sauerstofftransport im Blut aufrechterhalten bleibt.

Die Sauerstoffsättigung des Blutes dagegen wird durch den Anteil des Oxyhämoglobins am gesamten vorhandenen Hämoglobin definiert und liegt im arteriellen Blut bei ca 97 %. Sobald das Blut O_2 – verbrauchtes Gewebe passiert hat, ist die Sättigung auf etwa 73 % abgesunken.

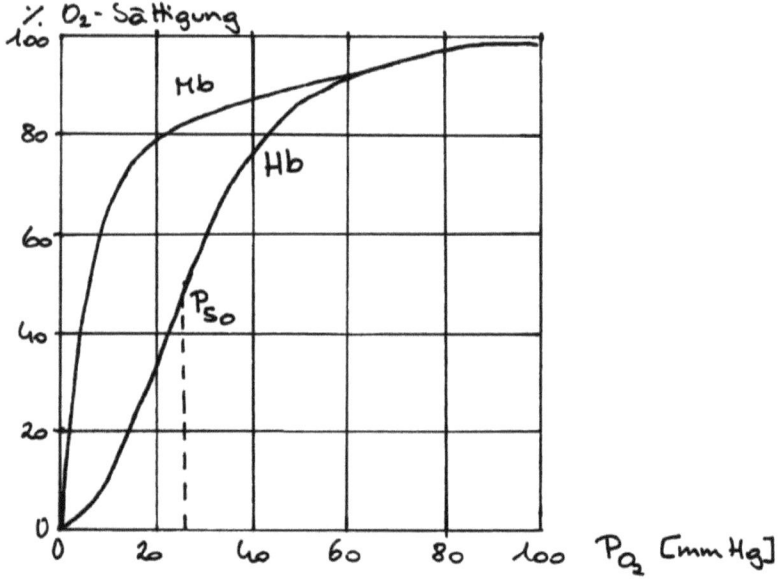

Die Sauerstoffbindungskurve beschreibt den Zusammenhang zwischen der Konzentration des HbO_2 und dem O_2 – Partialdruck und verläuft sigmoidal. Der Grund dafür ist ein Mechanismus, der als Kooperativität bezeichnet wird. Das Hämoglobinmolekül besteht aus 4 Ketten mit jeweils einem Häm. Wenn nun keines der 4 Häme O_2 geladen hat, wenn also ein vollständig desoxygeniertes Hämoglobin vorliegt, so ist die Affinität für O_2 sehr niedrig. Bindet eines der Häm – Moleküle nun doch an O_2, verändert sich die Konformation der Kette und somit des gesamten Tetramers, wodurch die Affinität steigt. Dadurch steigt die Bindungskurve, nach der anfänglich Flachen Strecke, steil an.

Wenn man die Bindungskurve für Hämoglobin mit der für Myoglobin vergleicht, fällt auf, dass jene für Mb keinen sigmoidalen Verlauf annimmt. Das liegt daran, dass die Kooperativität nur bei Proteinen ablaufen kann, die mehrere Untereinheiten haben, Myoglobin ist jedoch ein Monomer.

Je weiter rechts die Bindungskurve für Sauerstoff liegt, desto geringer ist die Affinität des Moleküls dafür. Diese wird ausgedrückt durch den Partialdruck, der nötig ist, um 50% des Moleküls zu sättigen. Ein niedriger Halbsättigungspartialdruck (P_{50}) bedeutet eine hohe Affinität.

Der physiologische Sinn des sigmoidalen Verlaufs der Kurve ist dadurch gegeben, dass der steile Mittelteil der Kurve nach rechts verschoben ist. Das bedeutet, dass in den Kapillaren ein relativ hoher O_2 – Partialdruck herrscht und somit ein höherer Konzentrationsgradient zwischen Gewebe und Blut besteht. Dadurch erfolgt die Diffusion zu den Zellen bedeutend schneller, als bei niedrigem O_2 – Partialdruck im Blut. Allerdings ist eine zu weit rechts befindliche Kurve nicht günstig, da das Hämoglobin trotzdem möglichst zu 100% gesättigt sein sollte.

Die Affinität zu O_2 ist eine zum Teil variable Größe und kann durch Temperatur, pH – Wert des Blutes, dem CO_2 – Partialdruck des Blutes und der Konzentration von 2,3 – Bisphosphoglycerat (2,3 – BPG) im Erythrocyten beeinflusst werden.

Die Temperatur nimmt Einfluss auf die Oxygenierungsreaktion des Hämoglobins, welche bei niedriger Temperatur verbessert abläuft. Während der Körper Arbeit verrichtet ist die Temperatur im Blut, durch die vermehrte Durchströmung der Lunge und die dadurch bedingte Abkühlung, verringert. Das begünstigt die Bindung von O_2 an das Hämoglobin. Die Muskulatur ist jedoch im Vergleich zu Ruhebedingungen wärmer, wodurch die O_2 – Abgabe gefördert wird.

Der pH – Wert spielt deshalb eine Rolle, weil bei der Anlagerung von Sauerstoff das Hämoglobin H^+ abspaltet. Durch eine Erhöhung der Protonenkonzentration, also eine Erniedrigung des pH – Werts im Erythrocyten verringert sich also die Affinität für O_2. Der Sinn dahinter ist der, dass in der Lunge CO_2 abgegeben wird, wodurch der pH – Wert und damit verbunden auch die O_2 – Affinität steigt. Im Gewebe passiert das Gegenteil: Das Blut nimmt CO_2 auf, wodurch der pH – Wert sinkt und die Affinität für O_2 ebenfalls.

Dieser Effekt wird als Bohr – Effekt bezeichnet und ist ebenfalls der Grund, warum der CO_2 – Partialdruck die Affinität beeinflusst.

2,3 – Bisphosphoglycerat ist ein Produkt des Glukosestoffwechsels und wird durch das Enzym Phosphoglyceratmutase aus 1,3 – Bisphosphoglycerat hergestellt. Es ist in Erythrocyten in hohen Konzentrationen vorhanden. Es bindet vor allem an Desoxyhämoglobin und verändert seine Konformation. Dadurch verringert sich bei erhöhter 2,3 – BPG die Affinität für O_2 und die Sättigungskurve verschiebt sich nach rechts.

8.2. CO_2 – Transport

CO_2 liegt im Blut in 3 Formen vor: physikalisch gelöst, chemisch gebunden als HCO_3^- und chemisch gebunden als Carbamat, das vor allem an Hämoglobin bindet, wodurch es zu Carbaminohämoglobin wird.

CO_2 liegt trotz eines im Vergleich zu Sauerstoff 2,5 – fach geringerem Partialdruck mit einer fast 10 – fachen Konzentration im Blut vor, wobei die chemisch gebundenen Formen überwiegen. Das gelöste Gas beträgt etwa 10 % des gesamten CO_2, Carbamat macht ebenfalls nur 10 % aus, wodurch 80 % auf HCO_3^- entfallen.

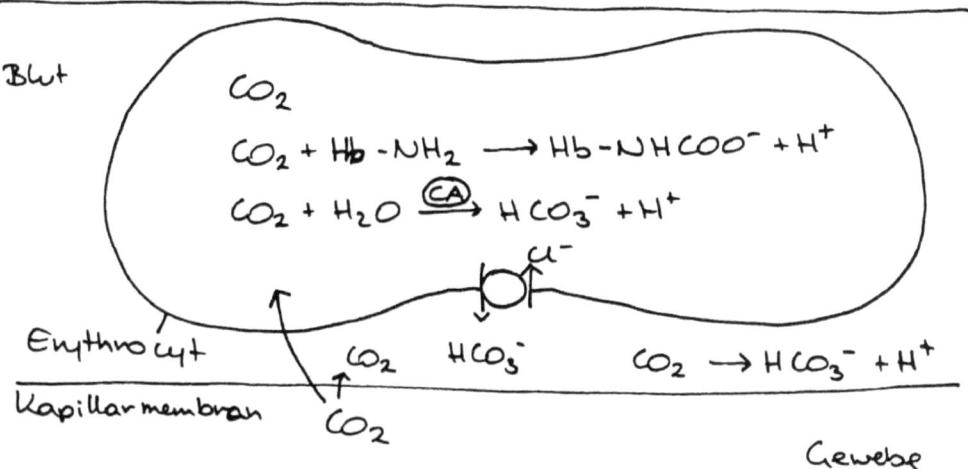

CO_2 diffundiert in gelöster Form aus dem Gewebe ins Blut, wird von den Erythrocyten aufgenommen und wird durch die Carboanhydrase in den Erythrocyten zu Kohlensäure umgewandelt, die dann eigenständige in Bicarbonat zerfällt.

$$CO_2 + H_2O \leftrightarrow H_2CO_3 \leftrightarrow HCO_3^- + H^+$$

Diese Reaktion läuft auch sehr stark verlangsamt und dadurch auch sehr viel weniger zahlreich im Blut ab, da hier keine Carboanhydrase vorhanden ist.

Die anfallenden Protonen werden dabei durch das Hämoglobin abgepuffert, welches der wichtigste Nicht – Bicarbonat – Puffer des Blutes ist. Sie werden also genau dort abgepuffert, wo sie entstehen. Damit bleibt das Bicarbonat über, das entlang seines Konzentrationsgradienten durch einen Cl^-/HCO_3^- - Austauscher in der Erythrocytenmembran ins Plasma abgegeben wird.

In einer weiteren Reaktion wird im Erythrocyten Carbamat gebildet, wobei nur die 4 terminalen Aminogruppen von Hämoglobin teilnehmen. Das dabei anfallende H^+ kann ebenfalls vom Hämoglobin abgepuffert werden.

$$Hb - NH_2 + CO_2 \leftrightarrow Hb - NHCOO^- + H^+$$

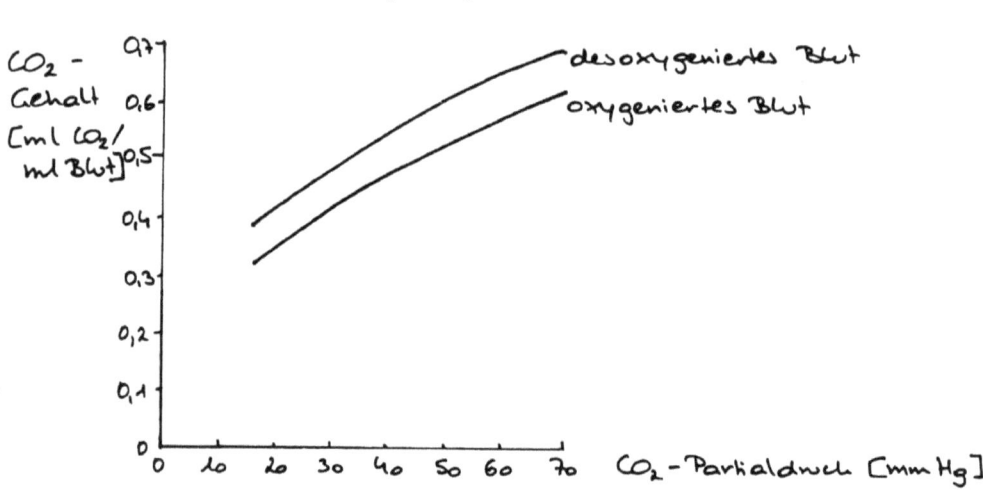

Die Bindungskurve für CO_2 im Blut verläuft nahezu linear und zeigt, dass der CO_2-Gehalt im arteriellen Blut etwa doppelt so hoch ist wie der O_2 – Gehalt. Außerdem besteht ein Unterschied zwischen desoxygeniertem Blut und oxygeniertem Blut. Die Aufnahmefähigkeit des desoxygenierten Blutes ist höher, was als der Haldane – Effekt bezeichnet wird. Dadurch ist nach O_2 – Abgabe an das Gewebe die Aufnahme von CO_2 erleichtert, umgekehrt verhält es sich in der Lunge, wo die CO_2 – Abgabe durch die O_2 – Aufnahme erleichtert wird.

Der Haldane – Effekt hat die Ursache, dass bei der Oxygenation H+ vom Hämoglobin abgegeben wird, welches durch die Reaktion mit Bicarbonat zu Wasser und CO_2 zerfällt, welches anschließend abgegeben werden kann. Zusätzlich dazu wird dabei Carbamat vom Hämoglobin abgespalten, da die Bindung zwischen ihnen oxylabil ist.

9. innere Atmung (Gewebeatmung)

Der Transport von O_2 aus den Kapillaren ins Gewebe bis zum Mitochondrium einer Zelle wird als Gewebeatmung bezeichnet. Umgekehrt wird natürlich CO_2 von den Zellen abgegeben und bis zur Kapillare transportiert. Es diffundieren nur die physiologisch gelösten Gase zu den Membranen, wodurch der entscheidende Faktor auch hier der Partialdruck des jeweiligen Gases ist. Da von der Kapillare bis zum Gewebe eine erheblich größere Strecke als in der Lunge zurückgelegt werden muss, ist es wichtig, dass im Blut ein möglichst hoher und im Gewebe dafür ein möglichst niedriger Partialdruck herrscht, um eine effektive Diffusion durch einen starken Konzentrationsgradienten zu gewährleisten.

Der Abstand zwischen 2 Kapillaren gibt Aufschluss darüber, wie weit die Gase transportiert werden müssen, wobei jede der beiden Blutgefäße das Gebiet bis zur Hälfte des Kapillarabstands versorgt. Dabei nimmt mit größer werdendem Abstand zwischen Zelle und Kapillare der Partialdruck ab und kann sogar bis auf fast 0 abfallen. Damit die Zelle einen derart niedrigen Partialdruck aushält, kann die Cytochromoxidase im Mitochondrium bis zu einem minimalen O_2 – Partialdruck von 0,1 mmHg oxidiert werden.

Die kapillarnahen Versorgungsareale weisen einen Sauerstoffpartialdruck von fast 90 mmHg auf, die Randgebiete von fast 0 mmHg. Daraus ergibt sich, dass bei Durchblutungsmangel vor allem in den Randgebieten schnell Hypoxien auftreten, während sich die kapillarnahen Gebiete noch relativ gut mit der Situation klarkommen.

Da die Löslichkeit von CO_2 20 – fach höher ist als die von O_2 erfolgt auch die Diffusion schneller, wodurch die CO_2 – Partialgradienten in den Geweben weit geringer sind.

9.1. O_2 – Angebot und Verbrauch

Das O_2 - Angebot ist die pro Zeit mit dem Blut zum Gewebe transportierte Menge an Sauerstoff und hängt dadurch nicht nur von der Konzentration des Sauerstoffs im Blut, sondern auch von der Durchblutung des Gewebes ab. Da der O_2 größtenteils an Hämoglobin gebunden ist, ist die Konzentration davon entscheidend für die Sauerstoffkonzentration.

Das Angebot an Sauerstoff ist in Ruhe um ein Vielfaches höher als der Verbrauch, was durch die Sättigung des Blutes im rechten Atrium von 73% deutlich wird.

Der O_2 – Verbrauch eines Organs kann durch den Unterschied in der Konzentration vor und nach dem Kapillargebiet bestimmt werden, wobei wieder die Durchblutung ein wichtiger Faktor ist. Er ist grundsätzlich von der Stoffwechselaktivität des Organs abhängig und kann vor allem bei Skelettmuskulatur und Herz stark ansteigen.

10. Regulation der Atmung

Die Atmung wird durch das Atemzentrum in der Medulla oblongata gesteigert, welches sich in die ventrale respiratorische Gruppe und die dorsale respiratorische Gruppe teilt, die im Nucleus tractus solitarii liegt. Die ventrale ist vorwiegend für den normalen Atemablauf zuständig, während die dorsale die Reflexe steuert.

10.1. Respiratorische Reflexe

1. Lungendehnungsreflex (Hering – Breuer – Reflex)

Im Bronchialbaum der Lunge befinden sich Dehnungsrezeptoren, welche bei Dehnung der Lunge während der Inspiration über vagale Afferenzen an die dorsale respiratorische Gruppe melden. Darauf wird die Inspiration gehemmt, was einen Schutzmechanismus vor Überdehnung der Lunge darstellt.

2. Schutzreflexe

Mechanische oder chemische Reizung der Submucosa der Nasenschleimhaut löst den Niesreflex aus, genauso wie die im Larynx oder der Trachea den Hustenreflex auslöst. Beides sind Fremdreflexe.

Der Niesreflex wird durch lokale Reizung der Mechano – oder Chemosensoren in der Nasenschleimhaut ausgelöst. Diese Reizung führt zur Histaminausschüttung, welche in Nervenendigungen des Nervus trigeminus, genauer des Nervus maxillaris, in der Schleimhaut eine Erregung auslösen, welche ins ZNS geleitet wird.

Niesen kann in 3 Phasen eingeteilt werden. Zuerst kommt es zur tiefen Inspiration, dann wird die Stimmritze verschlossen, wodurch die Atmung für kurze Zeit sistiert. In der letzten Phase wird die Atem – und Atemhilfsmuskulatur schlagartig kontrahiert und gleichzeitig die Glottis geöffnet, wodurch es zu einer explosionsartigen Exspiration der Luft durch die Nase kommt. Dabei wird das Gaumensegel so gespannt, dass die Luft ausschließlich durch die Nase entweichen kann.

Der Hustenreflex ist ähnlich wie der Niesreflex, allerdings ist die tiefe Inspiration davor nicht notwendigerweise vorhanden. Er wird ausgelöst durch Reizung von Mechanorezeptoren der Kehlkopfschleimhaut. Der afferente Schenkel des Hustenreflexes wird von sensiblen Fasern des Nervus vagus, genauer der Rami tracheales et bronchiales oder dem Nervus laryngeus cranialis, gebildet, welche die Schleimhaut der Trachea, des Larynx und des Bronchialbaums innervieren. Die afferenten Reize werden zum Nucleus tractus solitarii gesendet, welcher sich dorsolateral in der Medulla oblongata befindet. Von dort werden sie über ein medulläres Hustenzentrum verschalten, wie genau ist noch nicht vollständig geklärt. Fest steht jedoch, dass auch der Cortex Einfluss darauf hat, da Husten sich willkürlich kontrollieren lässt. Von dort wird der Reiz über efferente Bahnen, den Spinalnerven, zu der Exspirationsmuskulatur und dem motorischen Vaguskern, Nucleus ambiguus, welcher den Nervus laryngeus recurrens für den Stimmritzenschluss bildet, geleitet.

3. Deflationsreflex (Head – Reflex)

Eine starke Abnahme des Lungenvolumens löst durch verminderte Aktivierung der Dehnungsrezeptoren eine starke Inspiration aus. Sinn dahinter ist die Verhinderung des Kollabierens der Lunge.

10.2. Chemische Atmungsregulation

Die Regulation über chemische Rezeptoren stellt in Ruhe das nötige Atemzugvolumen und die Atemfrequenz ein. Die Sensoren dafür befinden sich im Glomus caroticum und im Aortenbogen. Außerdem kann die Medulla oblongata selbst die zentralen Werte überprüfen. Gemessen werden der O_2 – und CO_2 – Partialdruck sowie der pH – Wert des Blutes.

In den peripheren Rezeptoren messen Typ – I – Glomuszellen den O_2 – Partialdruck, indem ein Sauerstoffsensor K^+ - Kanäle kontrolliert. Bei niedrigem O_2 – Partialdruck werden die Kanäle geschlossen, worauf es zur Depolarisation kommt. Die Depolarisation öffnen spannungsabhängige Ca^{2+} - Kanäle, wodurch Ca^{2+}

einströmt und die Transmitterfreisetzung aktiviert. Die Erregungsleitung zum Nucleus tractus solitarii in der Medulla oblongata übernimmt der N. glossopharyngeus für den Glomus caroticum und der N. vagus für die Aorta.

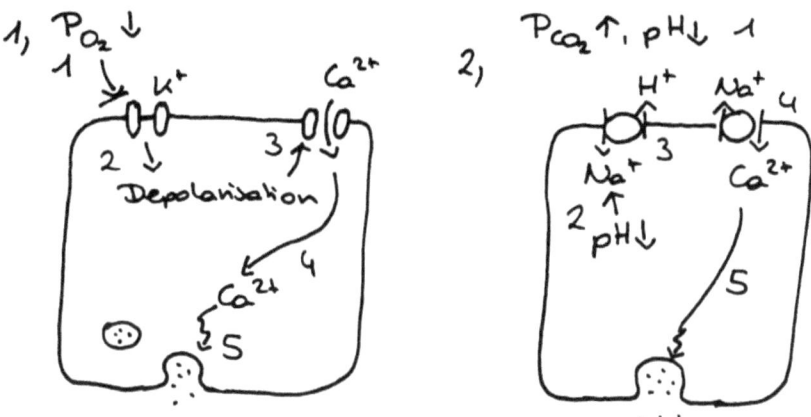

CO_2 – Partialdruckanstieg sowie pH – Wert – Abfall führen zur Ansäuerung der Typ – I – Glomuszellen. Das führt zu einer gesteigerten Aktivität der Na^+/H^+ - Austauscher, was einen Na^+/Ca^{2+} - Austauscher aktiviert und die intrazelluläre Ca^{2+} - Konzentration erhöht. Das aktiviert wieder die Transmitterausschüttung. Daraus kann man schließen, dass jede Veränderung der Blutgase zu einer Steigerung der Atemfrequenz und des Atemvolumens führt.

Die zentralen Chemosensoren der Medulla oblongata registrieren ebenfalls CO_2 –Partialdrücke und pH – Werte und aktivieren darauf die Verstärkung der Atmung.

Die Atmung wird wesentlich weniger bei Veränderungen des arteriellen Sauerstoffpartialdrucks reguliert, verglichen mit der Antwort auf veränderten CO_2 - Partialdruck. Erst nachdem der pO_2 auf ca 70 mm Hg gefallen ist, kann eine Steigerung des Atemminutenvolumens gemessen werden.

10.3. Atmungsregulation bei der Arbeit

Während körperlicher Arbeit bleiben der pH – Wert und der O_2 – Partialdruck und CO_2 – Partialdruck konstant, weshalb andere Mechanismen für die gesteigerte Ventilation verantwortlich sein müssen.

Zu Beginn der Arbeit wird das Atemzentrum aktiviert, weshalb bereits bei Beginn das Herzzeitvolumen und die Ventilation an die Arbeit angepasst sind. Eine Feineinstellung von Atmung und Kreislauf erfolgt vermutlich im Laufe der Arbeit durch Rückmeldung aus der Muskulatur.

11. Vergleich verschiedener Atmungsstrategien

Im Laufe der Evolution haben sich unterschiedliche Systeme der Atmung entwickelt, die sich zum Teil stark von dem Pool – System der Säugetiere unterscheidet. Besonders interessant sind neben der Säugerlunge auch die Vogellunge und die Fischkiemen, sowie das Tracheensystem von Insekten. Bei der Vogellunge findet der Gasaustausch zwischen den Kapillaren und den Parabronchien statt, wobei die Kapillaren so angelegt sind, dass die Strömungsrichtung des Blutes senkrecht zu der der Luft steht und somit ein Kreuzstrom entsteht.

Fische haben hingegen Kiemen, in denen der Gasaustausch zwischen den Kapillaren der Sekundärlamellen und dem Wasser, welches durch diese strömt, erfolgt. Da die Strömungsrichtung von Blut und Wasser gegenläufig ist, spricht man von einem Gegenstromsystem.

Insekten haben jedoch ein System, bei dem die Zellen durch Diffusion direkt versorgt werden.

11.1. Atmung der Vögel

Vögel haben für ihre Atmung ein hocheffektives System entwickelt, in welchem der Gasaustausch zwischen dünnen Luftkapillaren und Blutkapillaren stattfindet. Die Luftkapillaren haben einen Durchmesser von ungefähr 10 µm und haben engen Kontakt zu den Blutkapillaren.

11.1.1. Aufbau der Atmungsorgane

Für dieses System benötigen Vögel neben der Lunge auch mehrere Luftsäcke. Die Trachea teilt sich in 2 Hauptbronchien, von denen Sekundärbronchien abzweigen, die man in Dorsobronchien und Ventrobronchien unterteilen kann. Diese beiden Gruppen sind miteinander durch Parabronchien verbunden, die sich in unzählige Luftkapillaren aufteilen, in welchen dann der Gasaustausch mit den Blutkapillaren stattfindet.

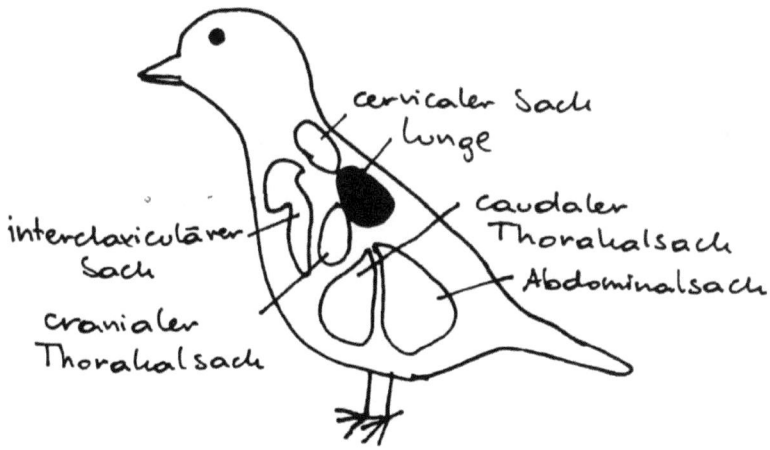

11.1.2. Atemvorgang

Um ein bestimmtes Volumen einmal durch das gesamte System zu führen, benötigt der Vogel zwei Atemzyklen, sprich 2 Inspirationen und 2 Exspirationen. Bei der Inspiration strömt Luft durch die Trachea in den Mesobronchus und gelangt in die caudalen Luftsäcke und in die Dorsobronchien, die gemeinsam mit den Ventrobronchien die Sekundärbronchien bilden. Von den Dorsobronchien gelangt die Luft in die Parabronchien, welche die Luftkapillaren versorgen. Daneben gelangt Luft bei der Inspiration auch in die Ventrobronchien und die cranialen Luftsäcke.

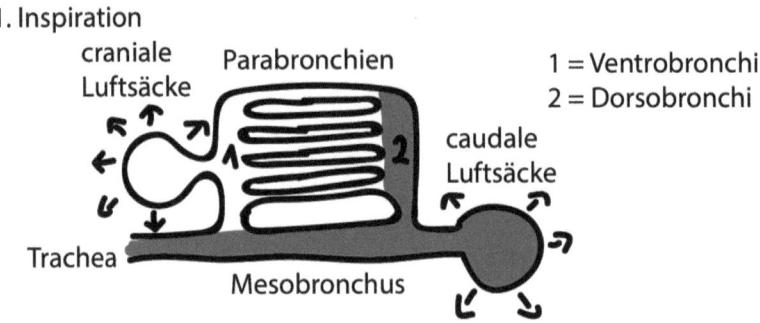

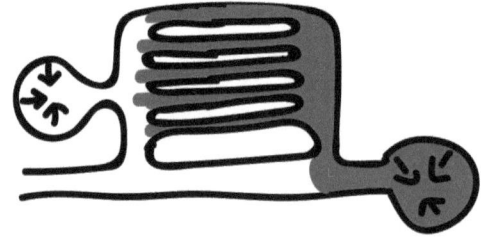

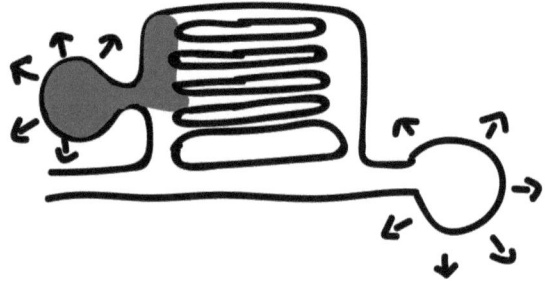

2. Exspiration

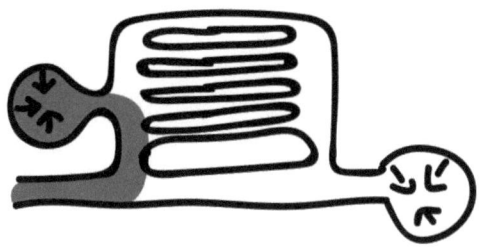

Bei der Exspiration werden die caudalen Luftsäcke komprimiert, wodurch die Luft aus ihm in die Dorsobronchien und folglich in die Parabronchien und Luftkapillaren zum Gasaustausch strömt. Ein kleiner Teil der Luft aus den caudalen Luftsäcken gelangt auch in den Mesobronchus und wird dadurch ohne Gasaustausch über die Trachea wieder ausgeatmet. Die cranialen Luftsäcke verändern ihr Volumen nur wenig, allerdings strömt bei der Exspiration ebenfalls ein bisschen Luft über die Ventrobronchien zur Trachea und wird abgeatmet.

Die Strömungsrichtung der Luft wird durch aerodynamische Ventilwirkung der Einmündungen von Dorso – und Ventrobronchien gesichert, die je nach Strömungsrichtig gegenläufig sind.

Da die Volumensänderung der Luftsäcke vor allem durch die ventrocraniale Bewegung des Sternums entsteht, muss beim Hantieren mit Vögeln darauf geachtet werden, dass diese nicht behindert wird.

11.1.3. Gasaustausch

Ein offensichtlicher Vorteil der Vogelatmung im Vergleich zur Säugeratmung besteht darin, dass sowohl bei der Inspiration als auch bei der Exspiration frische, unverbrauchte Luft in die Parabronchien gelangt und somit auch zum Gasaustausch zur Verfügung steht.

Die Anordnung der Blutkapillaren ermöglicht einen äußerst effektiven Gasaustausch, der als Kreuzstrom bezeichnet wird, weil das Blut senkrecht zum Luftstrom fließt. Dabei fließt es gegenläufig zur Luft, wodurch sauerstoffarmes Blut mit sauerstoffarmer Luft und sauerstoffreiches Blut mit sauerstoffreicher Luft in Kontakt kommt. Damit wird die Sauerstoffsättigung optimiert, sodass der Partialdruck des Sauerstoffs im arteriellen Blut sogar über dem der Ausatemluft sein kann. Venöses Blut strömt also zuerst zu den letzten Luftkapillaren, wo es mit der bereits mehr oder weniger verbrauchten Luft in Kontakt kommt. Es reichert sich möglichst mit Sauerstoff an und fließt dabei zu den im Luftweg davorliegenden Luftkapillaren, die bereits weniger verbrauchte Luft enthalten. Dort kann sich das Blut weiter anreichern. So umfließt das Blut immer sauerstoffreichere Luftkapillaren und kann selber immer besser gesättigt werden, bis es schließlich mit unverbrauchter Luft in den ersten Luftkapillaren in Berührung kommt.

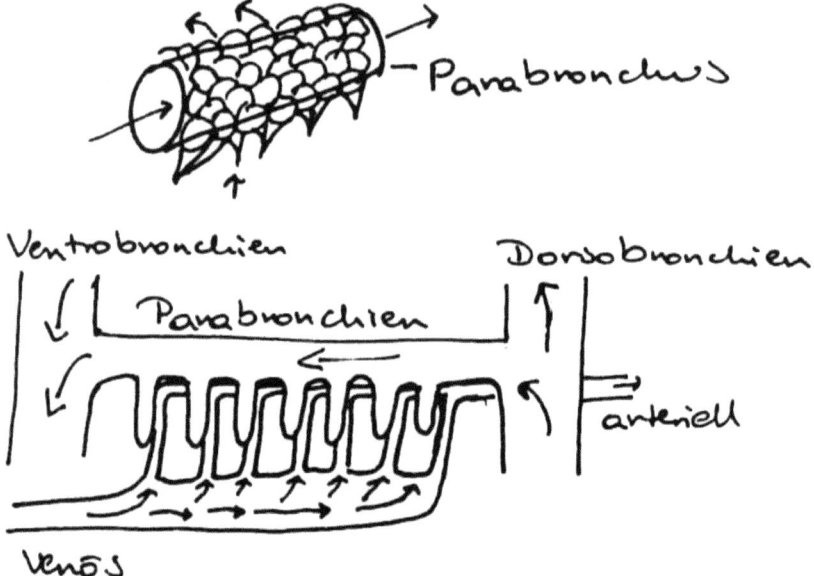

Wenn das Blut dann das Kapillargebiet verlässt hat es einen höheren Sauerstoffpartialdruck erreicht, als die Ausatemluft, was bei einer Säugerlunge nie möglich ist.

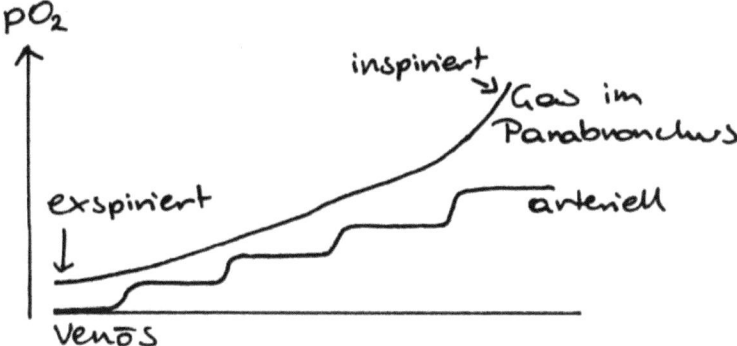

In Ruhe haben Vögel einen P_{O2} zwischen 80 und 100 mmHg, der P_{CO2} liegt zwischen 25 und 40 mmHg. Folglich spricht man von einer respiratorischen Alkalose bei pH – Werten von 7,45 bis 7,6.

Die Atemregulation findet durch das vor allem für Sauerstoff empfindliche Glomus caroticum, durch CO_2 – Rezeptoren in der Lunge und im Gehirn, sowie über pH – Rezeptoren im Gehirn statt.

11.2. Atmung der Fische

Die Atmung im Wasser unterscheidet sich stark von der an der Luft. Der erste große Unterschied ist der Gehalt beider Medien an Sauerstoff. Während ein Liter Luft 209 ml Sauerstoff beinhaltet, kommt Wasser nur auf etwa 7 ml pro Liter. Das bedeutet, dass Wasser nur 2 – 4 % des Sauerstoffgehalts der Luft aufweisen kann und somit die Ventilation erheblich erhöht werden muss. Das Verhältnis Ventilation zu Blutfluss verändert sich damit auch und ist bei Fischen etwa um den Faktor 10 größer.

Der nächste Nachteil von Wasser als Ventilationsmedium ist die erheblich höhere Viskosität im Vergleich zu Luft, wodurch ein erhöhter Energieaufwand für die Ventilation notwendig ist, nämlich etwa 30 % des Gesamtenergiebedarfs in Ruhe. Zum Vergleich: Säuger wenden in Ruhe nur ungefähr 1 % ihres Gesamtenergiebedarfs für die Atmung auf. Weiters ist die Sauerstofflöslichkeit in flüssigen Medien stark temperaturabhängig und sinkt mit steigender Temperatur. Da jedoch auch der Energieumsatz von Fischen mit steigender Temperatur steigt, ergibt das eine äußerst ungünstige Konstellation.

Um den nötigen Sauerstoffbedarf zu decken, müssen Fische hyperventilieren. Da jedoch die Aufnahmefähigkeit für CO_2 in Wasser wie in der Luft annähernd gleich ist, liegt der arterielle Partialdruck für CO_2 mit 2 – 4 mmHg deutlich tiefer als bei Säugetieren oder Vögeln mit 20 – 40 mmHg, während der arterielle Partialdruck für O_2 bei 100 mmHg liegen kann und damit gleich ist.

11.2.1. Aufbau der Atmungsorgane

Um trotz der eher ungünstigen Ventilationsbedingungen im Wasser überleben zu können, haben Fische ein hochspezialisiertes System entwickelt: Kiemen. Bei Knochenfischen findet man pro Seite 4 Kiemenbögen, die je 2 Reihen Kiemenblätter ausgebildet haben. Auf den Kiemenblättern befinden sich auf der Ober – und Unterseite Kiemenblattlamellen, welche sehr gut durchblutet werden und den Gasaustausch vornehmen.

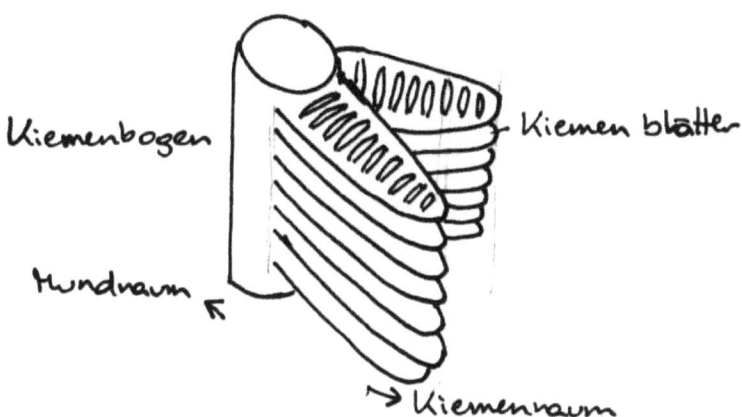

An der einen Seite der Kiemen befindet sich der Mundraum, an der anderen Seite der Kiemenraum. Der Kiemenraum kann durch das Operculum, den Kiemendeckel, mit der Branchiostegalmembran, der Kiemenhaut, verschlossen werden, der Mundraum durch das Maul. Der Wasserstrom erfolgt unidirektional, durch das Maul in den Mundraum, durch die Kiemen in den Kiemenraum und schließlich durch das Operculum wieder hinaus. Der Strom wird durch die Muskelpumpe generiert.

11.2.2. Atemvorgang

Der Fisch öffnet das Maul, weitet die Mundhöhle, wodurch Wasser eingesogen wird, wobei der Kiemenraum geschlossen bleibt. In einem nächsten Schritt klappt das Operculum nach außen, es wird ein Unterdruck im Kiemenraum generiert und das Wasser strömt von der Mundhöhle durch die Kiemen in den Kiemenraum. Dieser Schritt basiert auf dem Mechanismus einer Saugpumpe. Als nächstes schließt sich die Mundhöhle durch das Schließen des Mauls, was zu Druckanstieg durch Verkleinerung der Mundhöhle führt. Das bedingt, dass der Ausstrom in den Kiemenraum fortgesetzt wird. Anschließend wird dieser auch noch aktiv durch die Arbeit spezieller Muskeln verkleinert. Es wird also zusätzlich Druck aufgebaut, bis er ausreicht, um die Branchiostegalmembran abzuheben und Wasser nach außen strömen kann. Der letzte Teil folgt dem Prinzip einer Druckpumpe.

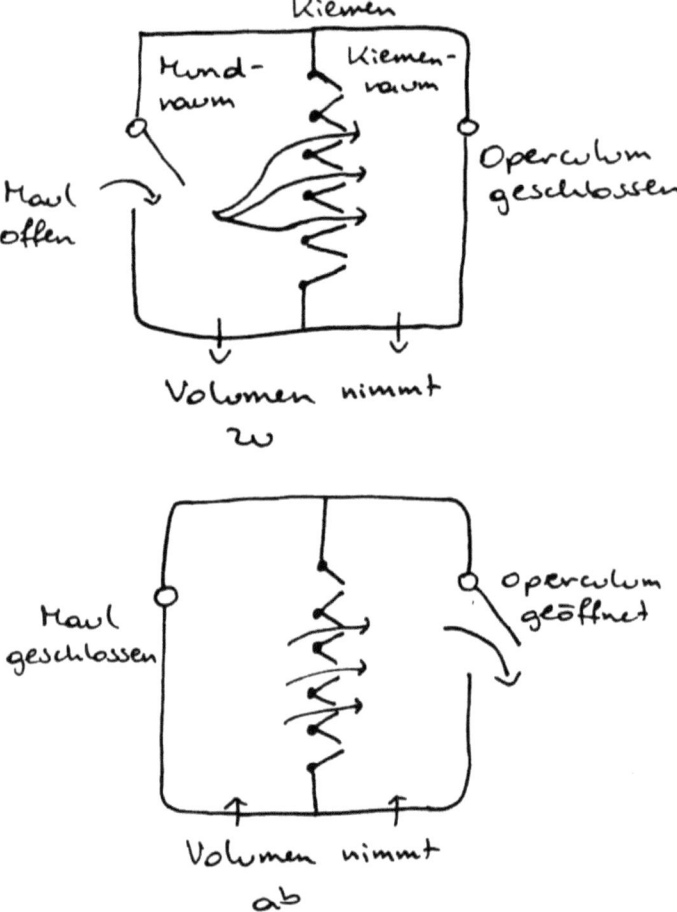

11.2.3. Gasaustausch

Für den Gasaustausch sind die Kiemenblattlamellen an der Ober – und Unterseite der Kiemenblättchen zuständig. Während des Atmungsvorgangs strömt Wasser zwischen den Lamellen hindurch, in entgegengesetzter Richtung des Blutstroms. Dadurch liegt hier ein Gegenstromsystem vor. Nur bei wenigen Fischen gibt es eine kurze Phase in der Ventilation, in welcher Blut und Wasser in dieselbe Richtung fließen und somit ein Gleichstromprinzip bilden.

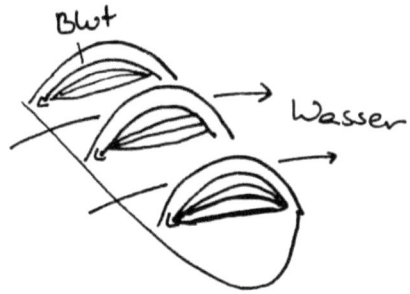

Der Abstand zwischen 2 Lamellen beträgt maximal 50 µm, die Lamellenlänge ungefähr 1 mm, die – höhe 0,5 mm. Das ergibt eine Gesamtfläche für den Gasaustausch von ca 10 cm²/g Körpergewicht und ist damit in der gleichen Größenordnung wie beim Säuger. Die Strecke, welche von den Blutgasen in der Lamelle zu diffundieren sind, beträgt zwischen 5 und 10 µm und ist damit weitaus dicker als die Strecke von 1 µm in der Säugerlunge. Dieser Nachteil wird durch die Effizienz des Gegenstromprinzips kompensiert. Das ins Kapillarnetz einströmende Blut nimmt Sauerstoff aus dem relativ stark verbrauchten Wasser auf und fließt in Kapillargebiete, die mit weitaus sauerstoffreicherem Wasser Kontakt haben. Am Ende des Austausches kann es noch Sauerstoff von frisch einströmendem Wasser aufnehmen und somit ist sein Sauerstoffpartialdruck nahe dem inspiratorischen Sauerstoffpartialdruck. Während der gesamten Kontaktzeit besteht ein gewisser Partialdruckgradient, wodurch zwischen 80 und 90 % des vorhandenen Sauerstoffs bei einer einzigen Passage aus dem Wasser ins Blut diffundieren.

11.3. Atmung der Insekten

Bei Insekten erfolgt die Atmung über ein sogenanntes Tracheensystem. Dieses besteht aus einem stark verzweigten System aus Röhren, die sich – beginnend mit den Atemöffnungen, den sogenannten Stigmen, immer weiter verzweigen. Die Tracheen enden in den Tracheenendzellen. Die Verzweigung ist leicht unregelmäßig, in den Bezirken, welche mehr Sauerstoff brauchen, ist sie stärker.

Der Gasaustausch erfolgt dann per Diffusion von den Tracheen zu den Zellen, jedoch kann man trotzdem bei den meisten Insekten eine dorsoventrale Abflachung oder teleskopartige Verkürzung des Abdomens als Atembewegung feststellen, die dafür sorgt, dass die Luft in den größeren Tracheen ausgetauscht wird. Die Atembewegung verursacht einen Anstieg des Blutdruckes, wodurch die Tracheen komprimiert werden, was einer Exspiration entspricht. Dabei wird jedoch ein vollständiges Kollabieren verhindert, weil sie innen von einer Intima ausgekleidet werden, welche spiralige Verdickungen aufweist. Die Inspiration erfolgt hingegen passiv, da sich der Körper elastisch in seinen Ausgangszustand bringt. Die Stigmen sind verschließbar, wodurch der Gasaustausch regulierbar ist.

Auch wenn dieses System sehr effizient ist, hat es seine Grenzen. Es liefert 100 Mal mehr Sauerstoff pro Zeiteinheit an seine Zellen, als das Säugetiersystem, jedoch ist es beschränkt durch die Größe des Organismus stark beschränkt, weshalb Rieseninsekten (solange sie nicht auf andere Atemsysteme umrüsten) ein Produkt der Filmindustrie bleiben.

12. Pathophysiologie

12.1. Pneumothorax

Unter Pneumothorax versteht man die Ansammlung von Luft im Thorax und zwar außerhalb der Lunge im Pleuraspalt. Durch den Unterdruck im Pleuraspalt wird

Luft hineingesogen. Die Folge ist, dass die Pleurablätter auseinanderweichen, die Adhäsion von Pleura visceralis und parietalis verlorengeht und die Lunge der betroffenen Seite sich aufgrund ihres Bestrebens sich zu verkleinern teilweise oder vollständig kollabiert. Da der linke und der rechte Pleuraraum durch das Mediastinum getrennt sind, tritt ein Pneumothorax meist nur einseitig auf. Dabei kann die Luft entweder aus der Lunge selbst stammen und beispielsweise durch ein spontan geplatztes Lungenbläschen austreten, oder auch direkt aus der Umgebung durch eine Verletzung des Thorax in den Pleuraspalt einströmen. Für den Patienten sind die Auswirkungen unterschiedlich. Manchmal wird ein Pneumothorax nicht bemerkt, er kann jedoch auch schmerzhaft sein oder sogar zum Schock führen. Je nachdem ist die Behandlung auch recht unterschiedlich und reicht von beobachten und selbst ausheilen lassen über Anlegen einer Drainage, um die Luft im Pleuraspalt absaugen zu können, bis zu Einstechen einer Kanüle und nach Stabilisation des Patienten die operative Verklebung der Lunge mit der Thoraxwand.

Die Symptome eines Pneumothorax sind allgemein Dyspnoe und Atemnot, Tachypnoe, eventuell asymmetrische Atembewegungen – vor allem bei Rippenfrakturen - Schmerzen, trockener Husten und bei partiellem Pneumothorax ein „Nachhängen" der betroffenen Lunge bei der Atmung. Bei der Inspektion kann man eventuell Verletzungen des Thorax feststellen und unter Umständen ist die Haut im betroffenen Areal aufgebläht, was als Hautemphysem zu bezeichnen ist.

Die Auskultation ergibt auf der Seite des Pneumothorax ein abgeschwächtes oder aufgehobenes Atemgeräusch, die Perkussion überlauten, also hypersonoren Schall.

12.1.1. Spontanpneumothorax

Der Spontanpneumothorax ist der häufigste Pneumothorax und entsteht spontan ohne erkennbaren Auslöser. Dabei platzen eine oder mehrere Alveolen auf der Lungenoberfläche, was zum Ausströmen von Luft aus der Lunge in den Pleuraspalt führt.

Beim primären Spontanpneumothorax entstehen an eigentlich gesunden Lungen, bei denen sich in einem lokal begrenzten Bereich die Alveolen übermäßig mit Luft füllen und so als große dünnwandige Bläschen in der Endoskopie sichtbar sind. Wenn diese Alveolen platzen, kommt es zum Pneumothorax, die Patienten zeigen nur selten Atemnot, da die Lunge der anderen Seite intakt ist, dafür verspüren sie stechende Schmerzen.

Der sekundäre Spontanpneumothorax tritt nach vorangegangener Lungenschädigung durch diverse Erkrankungen auf. Sehr häufig tritt das Lungenemphysem als Vorerkrankung auf, aber auch Asthma bronchiale, Tuberkulose, Lungenfibrose oder Lungenkarzinome kommen in Frage. Da durch diese Erkrankungen die Lungen bereits vorgeschädigt sind, wird der Patient Atemnot als deutlichstes Symptom zeigen. Da er damit auch eine stärker ausgeprägte Symptomatik hat als der primäre, wird der sekundäre Spontanpneumothorax auch „symptomatischer Spontanpneumothorax" genannt.

12.1.2. Traumatischer Pneumothorax

Der traumatische Pneumothorax wird durch einen Unfall verursacht, entweder durch stumpfe, wie dem Aufprall bei einem Autounfall, oder scharfe Gewalteinwirkung, beispielsweise einen Messerstich. Die Folgen davon reichen vom Einriss des Lungengewebes oder der Bronchien bis zu einer Verletzung des

Thorax. In jedem Fall kommt es zum Einstrom von Luft in den Pleuraspalt und zum kollabieren der Lunge.

Ein Spezialfall ist das sogenannte Barotrauma, welches durch die Veränderung des Umgebungsdrucks ausgelöst wird und vor allem bei Tauchern durch zu schnelles Auftauchen häufig ist. Während dessen dehnt sich Gas in der Lunge infolge der Druckminderung aus, was bei fehlender Abatmung zur Überdehnung des Lungengewebes und folglich auch zur Ruptur führen kann.

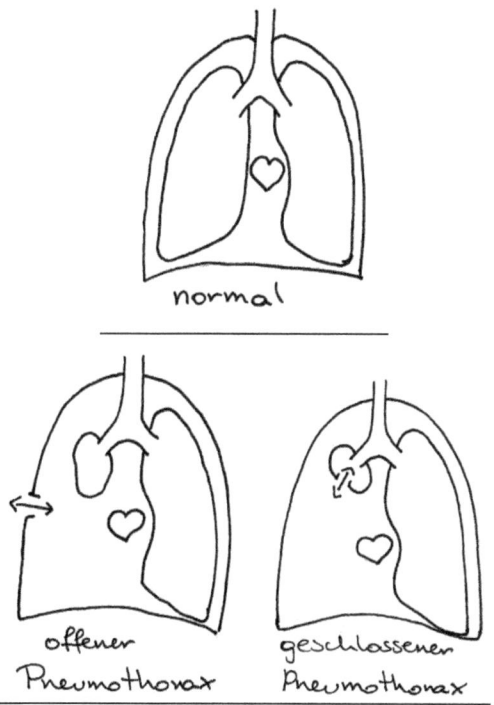

12.1.3. iatrogener Pneumothorax

Der iatrogene Pneumothorax entsteht durch ärztliche Interventionen, wie der Pleurapunktion oder Operationen im Thorax.

12.1.4. Spannungspneumothorax

Eine lebensbedrohliche Komplikation stellt der Spannungspneumothorax dar, bei dem eine Thoraxverletzung ventilartige Wirkung zeigt, sodass Luft zwar ein – aber nicht mehr ausströmen kann. Dadurch sammelt sich immer mehr Luft an, die dann das Herz auf die andere Seite drückt, die andere Lunge einengt und auch die Venae cavae abdrücken kann. Das hat zur Folge, dass neben den normalen Symptomen eines Pneumothorax auch Tachykardie, Blutdruckabfall, Cyanose, Hypoxie und Schock auftreten können. Die Dyspnoe und dadurch auch die Tachypnoe sind zunehmend, da sich die Situation auch mit jedem Atemzug verschlechtert.

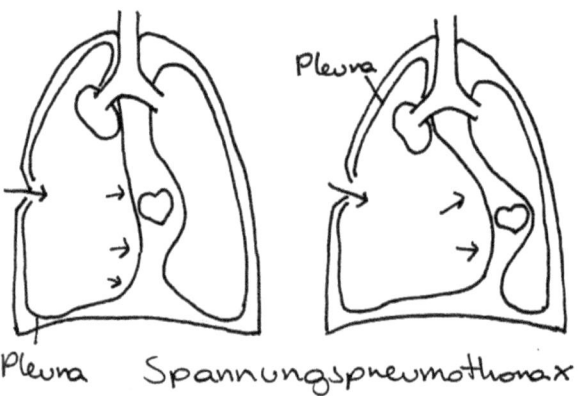

Ein Spannungspneumothorax ist ein Notfall und muss umgehend behandelt werden. Als lebensrettende Sofortmaßnahme muss auf der betroffenen Seite die Luft aus der Pleurahöhle gelassen werden, ob mit einer Drainage oder einem Trokar ist egal.

12.2. Lungenödem

Lungenödeme sind Flüssigkeitsansammlungen in der Lunge und können sich sowohl in den Alveolen als auch (weit seltener) im Interstitium befinden. Die Ursache dafür können entweder kardiogen oder nicht – kardiogen sein. Kardiogene

Ursachen sind die akute und die chronische Linksherzinsuffizienz. Da das linke Herz auch für die Entleerung des rechten Herzens sorgt, fällt eine Rechtsherzinsuffizienz nicht einmal annähernd so ins Gewicht wie eine des linken Herzens. Nicht - kardiogene Ursachen sind oft mit Störungen der Permeabilität zu erklären, die durch Toxine, Medikamente, Entzündungen infolge Infektionen oder Aspiration verschiedener Flüssigkeiten, wie Wasser oder Magensaft, zusammenhängen kann. Durch die vermehrte Flüssigkeit in den Alveolen kann der Gasaustausch nicht mehr so effizient ablaufen, was vor allem dann zum Problem werden kann, wenn die gesamte Lunge betroffen ist.

Als Symptome zeigen sich Dyspnoe, Husten mit schaumigem Auswurf, Tachykardie und Cyanose. Bei der Auskultation fallen Rasselgeräusche auf, bei der Perkussion ist der Schall normal bis gedämpft.

12.3. pulmonale Hypertonie

Pulmonale Hypertonie ist eine Erhöhung des Gefäßwiderstands und somit auch des Blutdrucks im Lungenkreislauf. Von einer latenten Hypertonie spricht man, wenn der arterielle Blutdruck in der Arteria pulmonalis zwischen 21 und 24 mm Hg liegt, von einer manifesten Hypertonie, wenn er auf über 25 mm Hg ansteigt.

Als primäre Erkrankung ist die pulmonale Hypertonie eher selten anzutreffen, man kann jedoch auch keine Ursache dafür eindeutig feststellen. Als sekundäre Erkrankung ist sie das Resultat einer vorangegangenen anderen Fehlfunktion, wie einer chronisch obstruktiven Lungenerkrankung, einer Lungenfibrose, einem angeborenen Herzfehler oder Thromboembolien.

Die akute Form hängt mit der Kontraktion der glatten Muskulatur der Lungengefäße zusammen, was eine Verkleinerung des Lumens und somit einen erhöhten Blutdruck zur Folge hat.

Die chronische Form wird durch eine Veränderung der Lungengefäße hervorgerufen. Die glatte Muskulatur vermehrt ihren Umfang und es wird vermehrt Bindegewebe eingelagert. Das Resultat ist eine verringerte Flexibilität der Gefäße. Mit der Zeit sklerosieren die Lungengefäße, was den Zustand weiter verschlechtert. Abgesehen von der verminderten Elastizität der Lunge, kann die Anpassung an Belastungen nicht mehr so effizient ablaufen und der Gasaustausch wird gestört.

12.4. Lungenembolie

Die Lungenembolie ist die Verlegung oder Verengung einer Lungenarterie aufgrund eines Embolus. Meist handelt es sich dabei um einen abgelösten Thrombus aus der Vena cava caudalis. Durch die Verlegung kommt es zum Anstieg des pulmonalen Widerstands und zur erhöhten Nachlast. Bei akutem Geschehen fällt das Herzzeitvolumen ab und der funktionelle Totraum vergrößert sich um die Areale, welche nicht mehr durchblutet werden. Wenn große Bezirke nicht mehr perfundiert werden, wird das Blut weniger gut oxygeniert. Da das Herz bereits in Ruhe sehr viel von dem Sauerstoff aufnehmen muss, welcher sich in dem durchströmenden Blut befindet, wird es nun unterversorgt. Es folgt eine Myokardischämie, die zur akuten Rechtsherzinsuffizienz als Dekompensation führt.

12.5. restriktive Lungenerkrankungen

Restriktive Lungenerkrankungen zeichnen sich durch Einschränkungen bei der Entfaltung der Lunge aus, was gleichzeitig natürlich die Totalkapazität senkt. Hervorgerufen werden sie entweder durch Veränderungen des Gewebes der Lunge oder durch Veränderungen der Umgebung. Ein Beispiel hierfür wären Thoraxdeformationen. Eine typische Erkrankung dieser Kategorie wäre die Lungenfibrose.

12.5.1. Lungenfibrose

Die Lungenfibrose zeichnet sich durch die Vermehrung des interstitiellen Bindegewebes aus. Dieser Vorgang wird durch chronische Entzündungen ausgelöst, oftmals ist die auslösende Ursache jedoch unbekannt. Zu den Symptomen zählen im Anfangsstadium Belastungsdyspnoe, Tachypnoe und trockener Reizhusten. Eventuell kann Fieber vorkommen. Im fortgeschrittenen Stadium kann man eine Cyanose infolge der respiratorischen Insuffizienz feststellen.

12.6. obstruktive Lungenerkrankungen

Obstruktive Lungenerkrankungen sind Lungenerkrankungen, welche durch die Verengung oder Verlegung der Atemwege entstehen. Die wichtigsten obstruktiven Lungenerkrankungen sind Asthma bronchiale, das Lungenemphysem und COPD, chronic obstruktive pulmonary disease, chronisch obstruktive Lungenerkrankung.

12.6.1. COPD (chronic obstructive pulmonary disease) = RAO (recurrent airway obstructio)

Chronisch obstruktive Lungenerkrankung stellt einen Überbegriff für chronische Erkrankungen der Atemwege dar, die mit einer fortschreitenden Einschränkung der Lungenventilation eingehen und die als Symptome Husten mit vermehrten Auswurf und Atemnot, vor allem unter Belastung, zeigen. Dadurch kommt es natürlich auch zur Leistungsminderung. Klassisch wären die chronische oder chronisch obstruktive Bronchitis und das Lungenemphysem.

Die chronisch obstruktive Bronchitis ist eine chronische Entzündung der Bronchien. Je nachdem ob eine Atemwegsobstruktion vorliegt oder nicht, wird zwischen der chronischen und der chronisch obstruktiven Bronchitis unterschieden. Häufig ist die Ursache für die chronische Bronchitis eine Inhalation von Noxen, wie Feinstaub, oder die Infektion mit Mikroorganismen. Aus diesem Grund entwickelt sich eine Entzündung, welche mit einem Umbau des Bronchialepithels einhergeht. Die Schleimhaut erfährt eine Metaplasie, also eine Umwandlung, von respiratorischem Epithel in Plattenepithel, welches nicht dazu befähigt ist der Funktion eines Flimmerepithels nachzugehen. Des Weiteren hyperplasieren die Becherzellen, was zu einer Vermehrung der Viskosität des produzierten Schleims bei gleichzeitiger Hypersekretion führt. Diese Faktoren ergeben zusammen eine verminderte Fähigkeit die Atemluft zu reinigen, zudem eine Ansammlung des Sekrets und folglich auch ein Bronchialwandödem, also eine entzündliche Anschwellung der Bronchialschleimhaut durch Flüssigkeitseinlagerung in der Mucosa. Bei längerer Dauer kann es zur Hyperreagibilität der Bronchialmucosa kommen, wodurch sich eine chronisch obstruktive Bronchitis entwickeln kann.

12.6.2. Asthma bronchiale

Asthma bronchiale gehört zu den multikausalen Erkrankungen, kann also ganz verschiedene Ursachen haben. Beispiele für solche sind Allergene, genetische Disposition, übermäßige Belastung durch Umweltverschmutzung oder Atemwegsinfekte.

Für Asthma bronchiale sind mehrere pathophysiologische Prozesse charakteristisch. Der Kontakt mit Allergenen oder Noxen löst eine Entzündungsreaktion in der Bronchialmucosa aus, meist kommt es auch zur eher unspezifischen bronchialen Hyperreaktivität. Diese hat zur Folge, dass sich die Bronchialwege stark verengen und die Ventilation dadurch erschwert wird. Ein dritter Prozess ist die bronchiale Obstruktion, die Verlegung des Lumens von Bronchien durch die Bildung von Bronchialwandödemen, der Hypersekretion von sehr viskösem Schleim und durch Bronchospasmen, der Kontraktion der glatten Muskulatur der Bronchien.

Typische Symptome für diese Erkrankung sind Atemnot mit exspiratorischem Stridor, ausgeprägter Hustenreiz und Tachykardie. Als Stridor wird ein Atemnebengeräusch bezeichnet, welches durch die Verengung oder teilweisen Verlegung der Atemwege hervorgerufen wird.

12.6.3. Lungenemphysem

Ein Lungenemphysem ist ein unphysiologisch hoher Luftgehalt der Lunge, was mit reversiblen bis irreversiblen Schädigung des Lungengewebes einhergeht. Durch vermehrte Druckbelastung der Lunge kommt es zur Überdehnung von Alveolen und Bronchiolen, was zur fortschreitenden Zerstörung der Alveolarwände und des übrigen Lungenparenchyms führt. Zu den Symptomen zählen Dyspnoe, Cyanose und überlauter Schall in der Lungenperkussion.

Literatur

Cunningham, James G.; Klein, Bradley G: *Textbook of veterinary physiology*. 4. Auflage. Missouri: Saunders Elsevier, 2007.

Engelhardt, Wolfgang von; Breves, Gerhard (Hg): *Physiologie der Haustiere*. 2., völlig neu bearbeitete Auflage. Stuttgart: Enke Verlag, 2005.

Mortimer, E. Charles; Müller, Ulrich: *Chemie*. 9., überarbeitete Auflage. Stuttgart: Georg Thieme Verlag, 2007.

Silbernagl, Stefan; Despopoulos, Agamemmnon: *Taschenatlas der Physiologie*. 4., überarbeitete Auflage. Stuttgart/New York: Georg Thieme Verlag, 1991.

Stoffel, Michael H: *Funktionelle Neuroanatomie für die Tiermedizin*. Stuttgart: Enke Verlag, 2011.

Websites:
http://www.anatomie-physiologie.de/ana_site/physi011.html [Stand 2012]

http://www.atempsychotherapie.de/documents/abschlussarbeiten/beckeringeborgasthma.pdf [Stand 2012]

http://www.bbraun.at/documents/Wissen/02_Advanced_Care_Folder_Luftembolie.pdf [Stand 2012]

http://flexikon.doccheck.com/de/Obstruktive%20Lungenerkrankung [Stand 2012]

http://flexikon.doccheck.com/de/Restriktive%20Lungenerkrankung [Stand 2012]

http://www.physik.uni-erlangen.de/lehre/daten/NebenfachPraktikum/Ideales%20Gas.pdf [Stand 2012]

http://www.spitalmaennedorf.ch/xml_1/internet/de/application/d11/d27/d284/d449/f293.cfm [Stand 2012] http://www.tf.uni-kiel.de/matwis/amat/mw1_ge/kap_6/backbone/r6_2_2.html [Stand 2012]

http://www.uniklinik-freiburg.de/thoraxchirurgie/live/krankheitsbilder/pneu.html [Stand 2012]

http://www.wissenschaft-online.de/abo/lexikon/biok/8201 [Stand 2012]

verglichen mit den aktuellen Vorlesungsunterlagen der Physiologie (VO 119 601)

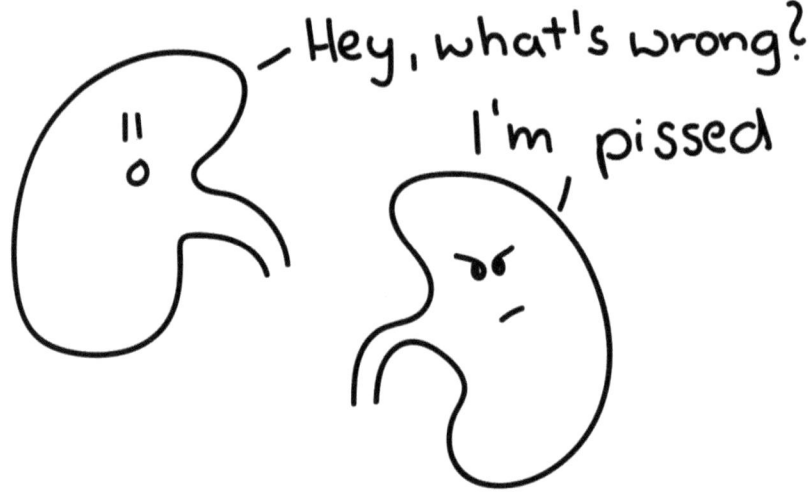

Niere

1. Aufgabe und Funktionsprinzip

Die Niere spielt eine wichtige Rolle in der Aufrechterhaltung der Homöostase und somit aller Körperfunktionen. Sie erfüllt dafür mehrere Aufgaben, wobei ihre Hauptaufgabe sicherlich die Ausscheidung harnpflichtiger Substanzen durch die Produktion von Urin ist.

Harnpflichtige Substanzen sind nicht weiter zerlegbare Stoffwechselendprodukte aber auch Xenobiotika. Prinzipiell können sie aufgrund ihres Molekulargewichts, der Stoffklasse oder Ladung nicht von den Substanzen unterschieden werden, welche im Körper bleiben sollen. Daher hat die Niere eine Strategie entwickelt, um selektiv Stoffe ausscheiden zu können. Sie folgt in ihrer Funktion einem Ultrafiltrations – Rückresorptions – System. Zunächst wird jeder niedermolekulare Stoff gemeinsam mit sehr viel Wasser aus dem Blut gefiltert, jedoch werden all diejenigen Substanzen durch tubuläre Resorption wieder aufgenommen, welche der Körper benötigt, andere hingegen werden im Tubulus zusätzlich in den Harn sezerniert. Es können Stoffe also wie Kreatinin ausschließlich filtriert, wie Harnstoff filtriert und teilweise resorbiert oder wie Kalium, Harnsäure oder Ammoniak, genauso wie manche Pharmaka und Gifte, filtriert und zusätzlich sezerniert werden.

Der Vorteil liegt darin, dass sie relativ unspezifisch alles unter einer bestimmten Größe in den Primärharn filtriert, anschließend jedoch sehr spezifisch durch verschiedene Transportmechanismen nur die Stoffe aus dem Harn resorbiert und somit „in den Körper zurückholt", die nicht verloren gehen sollen, wie beispielsweise Glucose, Elektrolyte aber auch Wasser.

Die Niere kann jedoch nicht nur entscheiden ob ein Stoff ausgeschieden wird oder nicht, sondern auch wie viel von ihm mit dem Harn aus dem Körper geschleust wird. Damit hält sie die Konzentrationen der Substanzen in den Körperflüssigkeiten und somit das Milieu intérieur konstant und kann je nach Stoffwechsellage die Ausscheidungsrate anpassen.

Um dieser Aufgabe nachkommen zu können, werden die Nieren für ihre Größe außergewöhnlich gut durchblutet. Etwa 20% des Herzminutenvolumens fließen als renaler Blutfluss (RBF) durch die Nieren, was sie ebenfalls als besonders stoffwechselaktive Organe kennzeichnet. Je nach Tierart werden 15 – 35% davon filtriert. Davon werden allerdings meist weniger als 1% des Primärharns ausgeschieden. Das bedeutet, dass 99% des Filtrats wieder rückresorbiert werden.

Wenn weniger Wasser aufgenommen wird als normal, wird der Urin unter ADH – Einfluss (Antidiuretisches Hormon = Vasopressin = Adiuretin) vom Hypothalamus konzentriert, bei vermehrter Flüssigkeitszufuhr werden durch verminderte ADH – Ausschüttung größere Mengen von verdünntem Urin ausgeschieden. Ersteres bezeichnet man als Antidiurese, zweiteres als Wasserdiurese. Eine vermehrte Harnausscheidung kommt auch durch osmotische Diurese zustande, wenn osmotisch aktive Substanzen nicht oder unzureichend resorbiert werden und dadurch entsprechende Mengen an Wasser nicht resorbiert werden können und somit ebenfalls ausgeschieden werden.

Die Niere ist aber nicht nur für die Ausscheidung harnpflichtiger Substanzen zuständig, sondern auch dafür, dass Substanzen, die der Körper benötigt im Körper bleiben. Sie konserviert damit wertvolle Stoffe, entweder indem sie gar nicht erst filtriert werden, wie sämtliche Proteine, oder indem sie nach der Filtration wieder rückresorbiert werden, wie Wasser, Glucose oder Aminosäuren. Weiters kann sie durch vermehrte oder verminderte Ausscheidung von Stoffen und der Abgabe von mehr oder weniger stark konzentriertem Urin den Wasser – und Elektrolyt -, sowie den Säure – Basen – Haushalt regulieren. Damit leistet sie der Lunge bei der

Aufrechterhaltung konstanter pH – Werte im Körper Gesellschaft. Eine weitere Aufgabe erfüllt sie als endokrines Organ mit der Synthese von Hormonen wie Erythropoetin, Thrombopoetin oder Calcitriol bzw. ihrer Metabolisierung, wie bei Corticosteroiden, Testosteron und Peptidhormonen. Eine weitere wichtige Leistung ist die Produktion des Enzyms Renin, welches die Aufgabe hat Angiotensinogen in Angiotensin I umzuwandeln, welches anschließend durch das Angiotensin Converting Enzyme (ACE) zu Angiotensin II aktiviert wird. Angiotensin II ist ein sehr potenter Vasokonstriktor und dadurch wichtiger Bestandteil der Blutdruckregulation.

Da die Niere in so viele wichtige Prozesse eingebunden ist, ist ihre Funktion überlebensnotwendig für den Organismus.

2. Aufbau der Niere

Die Funktionseinheit der Nieren ist ein Nephron. Pro Niere gibt es beim Menschen ungefähr 1,5 Millionen Nephrone. Es beginnt mit dem Malpighi – Körperchen oder Nierenkörperchen, gefolgt vom proximalen und distalen Tubulus, die durch die Henle – Schleife miteinander verbunden werden. Der distale Tubulus führt in das Sammelrohr, welches den Harn ins Nierenbecken leitet. Da das Sammelrohr sich embryonal nicht aus dem metanephrogenen Blastem entwickelt, sondern aus der Ureterknospe, ist es kein Bestandteil des Nephrons.

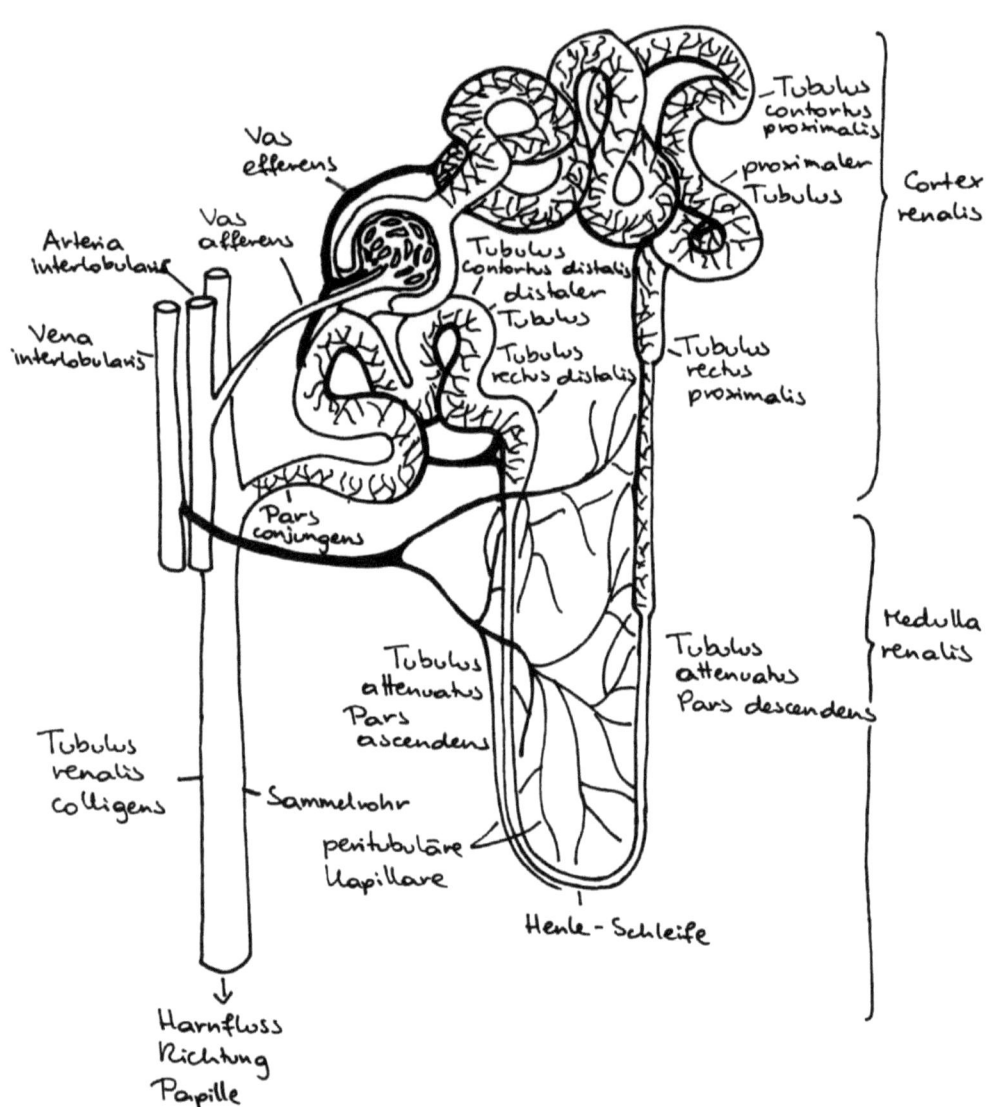

2.1. Malpighi – Körperchen (Nierenkörperchen)

Die Malpighi – Körperchen liegen in der Rindenzone und haben einen Durchmesser von ungefähr 200 – 300 µm. Pro Niere kann man ungefähr 1,3 – 1,5 Millionen davon finden, wobei sich 80 %, die sogenannten kortikalen Nephrone, in der oberflächlichen und mittleren Rindenzone befinden und die restlichen 20 % sich an der Randzone zum Nierenmark befinden. Diese werden als juxtamedulläre Nephrone bezeichnet.

Das Malpighi – Körperchen besteht aus der Bowman – Kapsel und dem Glomerulum und liegt in der Nierenrinde. Das Glomerulum ist ein kleines Gefäßknäuel, das von einer afferenten Arteriole, dem Vas afferens, gespeist wird und in eine efferente Arteriole, dem Vas efferens, Blut ableitet, und sich in die Bowman – Kapsel einstülpt. Das Vas efferens bildet anschließend das peritubuläre Kapillarnetz, steht damit in enger Verbindung mit dem Tubulussystem und nimmt die aus dem Primärharn rückresorbierten Stoffe auf. Die Eintritts – bzw. Austrittspforte der Gefäße wird als Gefäßpol bezeichnet und befindet sich genau gegenüber vom Harnpol, der Stelle, an welcher der proximale Tubulus beginnt.

Die efferente Arteriole hat ein kleineres Lumen als die afferente, da nach der Filtration natürlich ein viel kleineres Volumen vorhanden ist.

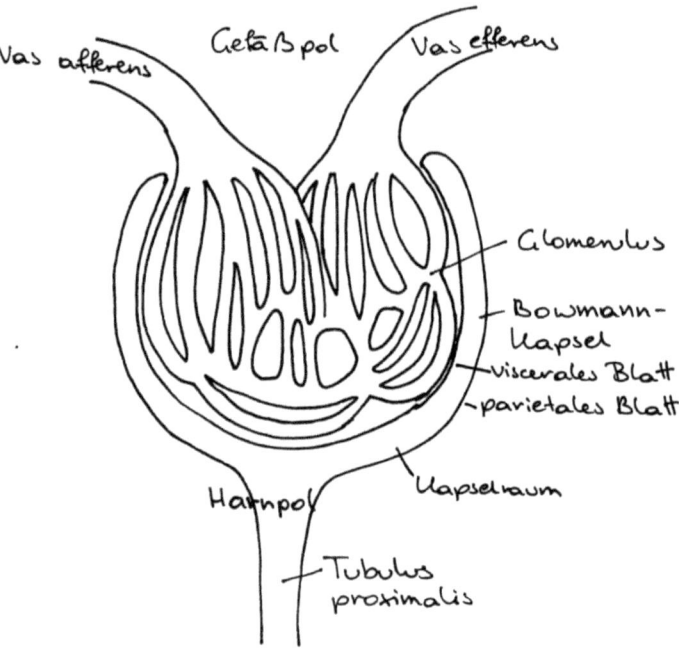

Die Bowman – Kapsel besteht aus einem visceralen und einem parietalen Blatt, welche zwischen sich den Kapselraum, auch Harnkammer, bilden. Das viscerale Blatt besteht aus Podocyten, die über viele Fortsätze verfügen, welche sie so anordnen, dass sich insgesamt ein Netz mit einer Maschenweite von ungefähr 4 nm ergibt. Die Fortsätze sind weiters mit einer negativ geladenen Glykoproteinschicht umhüllt, sodass ebenfalls negativ geladene Moleküle, vor allem Proteine, abgestoßen werden.

Das parietale Blatt besteht aus einschichtigem Plattenepithel. In den Kapselraum gelangt das Ultrafiltrat des Blutes, also der Primärharn. Er steht über den Harnpol direkt mit dem Tubulussystem in Verbindung, sodass der frisch filtrierte Harn sofort abgeleitet werden kann.

Das viscerale Blatt der Bowman – Kapsel bildet gemeinsam mit der Basalmembran und dem Kapillarendothel die Blut – Harn – Schranke. Das Endothel ist fenestriert, hat eine Porengröße von 50 – 100 nm und bildet somit ein wichtiges Hindernis für die zellulären Elemente und die großen Makromoleküle im Blut. Das Endothel ist genauso wie auch die Podocyten negativ geladen durch eine Glykoproteinschicht an seiner Außenseite. Diese Schicht behindert jedoch nur anionische Proteine, Moleküle mit einer Größe von unter 3,5 nm können unabhängig von ihrer Ladung sehr gut filtriert werden.

Die Basalmembran ist eine gemeinsame Membran von Endothelzellen und Podocyten und ist durch ihr Maschennetz eine mechanische Barriere für große Moleküle wie große Proteine, mit einem Molekulargewicht von über 400 000 Da (Dalton) bzw. einem Durchmesser von über 10 nm. Die Podocyten bilden abschließend ein sehr feines Maschenwerk, wodurch auch Proteine, die schwerer sind als 65 000 Da oder größer als 7,5 nm im Blut zurückgehalten werden.

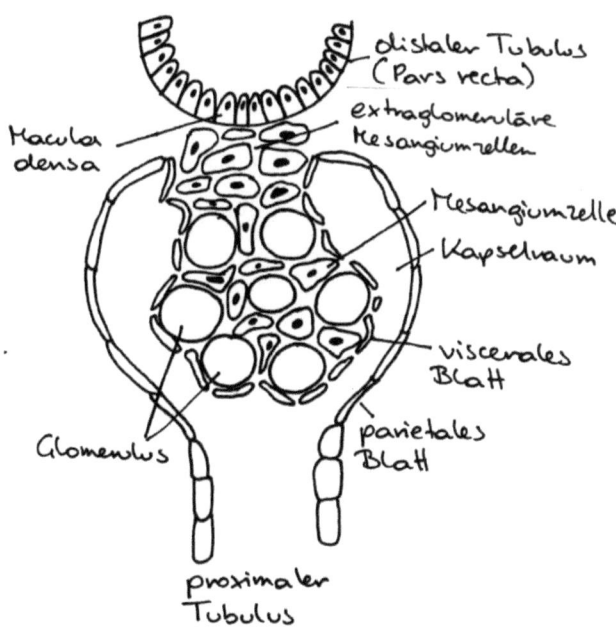

Zwischen den Kapillaren befindet sich das Mesangium, das seinen Ursprung im Gefäßpol hat und von dort in das Glomerulum einstrahlt. Es besteht aus Mesangiumzellen und interzellulärer Matrix. Mesangiumzellen sind spezialisierte Fibroblasten, die sich kontrahieren können und wie Makrophagen die Phagocytose abgestorbener Matrix übernehmen. Des Weiteren sezernieren sie Prostaglandine, Endotheline und Cytokine und können durch ihren engen Kontakt zum Endothel und ihre kontraktilen Eigenschaften die glomeruläre Filtration beeinflussen.

2.2. Tubulussystem

Es sieht zwar jedes Nephron im Grunde gleich aus und ist aus den gleichen Bestandteilen aufgebaut, allerdings unterscheiden sich die einzelnen Teile in ihrer Länge. Die kortikalen Nierenkörperchen haben nur kurze Henle – Schleifen, welche nur ins äußere Mark reichen, während die juxtamedullären lange Henle – Schleifen haben, die bis fast an die Papillenspitze ziehen. Die Länge der Henle – Schleife entscheidet darüber, wie stark der Urin konzentriert werden kann. Je länger sie ist, desto mehr kann rückresorbiert werden und desto mehr steigt die Harnkonzentration. Sie ist vor allem bei Wüstenbewohnern außergewöhnlich lang, da sie sich unnötigen Wasserverlust nicht leisten können. Jede Henle – Schleife kehrt zu seinem Glomerulum zurück, um dort an der Kontaktstelle den juxtaglomerulären Apparat zu bilden.

Der juxtaglomeruläre Apparat besteht aus der Macula densa, den epitheloiden Zellen und den extraglomerulären Mesangiumzellen.

Die Macula densa, übersetzt „dichter Fleck", ist eine Ansammlung von bis zu 40 modifizierten Epithelzellen, die eine Zellplatte an der Wand des Tubulus rectus distalis, am Gefäßpol, bilden. Sie fungiert als Chemorezeptor für die Na^+ - Konzentration im Harn und kann die anliegenden epitheloiden Zellen zur

Ausschüttung von Renin anregen. Damit spielt die Macula densa eine zentrale Rolle in der Autoregulation des renalen Blutflusses und in der systemischen Kreislaufregulation.

Die epitheloiden Zellen, auch Polkissenzellen, sind modifizierte glatte Muskelzellen, die sich vor allem zwischen dem Endothel und der Tunica media des Vas afferens kurz vor dessen Eintritt in das Glomerulum befinden. Sie haben Kontakt mit der Macula densa und verfügen über reningefüllte Granula. Sie fungieren auch als Barorezeptoren und können somit auf verminderten Blutdruck mit der Freisetzung der Granula reagieren.

Die extraglomerulären Mesangiumzellen befinden sich im Bereich des Gefäßpols und bilden ein netzartiges System, welches mit den intraglomerulären Mesangiumzellen und der Macula densa in Verbindung steht.

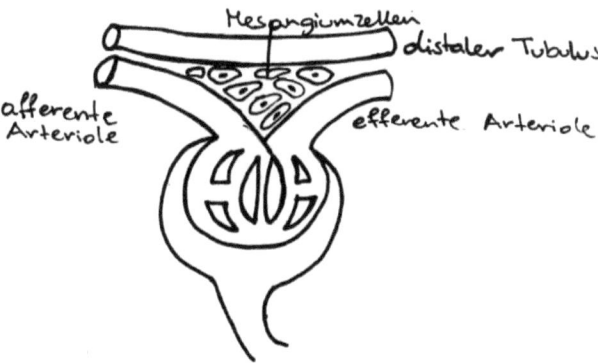

Im Verlauf des Tubulussystems ändert sich das Epithel zum Teil sehr stark. Dabei folgt die Form der Funktion und so ist der Kontakt zwischen den einzelnen Zellen, der sogenannte Schlussleistenkomplex, mehr oder weniger breit. In Bereichen, in denen der parazelluläre Transport wichtig ist, sind die Tight junctions durchlässig und somit spricht man von „leaky" oder „leckem" Epithel. In Abschnitten, in denen der transzelluläre Transport eine große Rolle spielt, sind die Interzellulärräume eng.

2.2.1. Tubulus contortus proximalis

Die Pars convoluta des Tubulus proximalis ist der längste Abschnitt des Nephrons und hat auch den größten Durchmesser. Sie ist von einschichtigem isoprismatischen Epithel ausgekleidet, welches basal runde Zellkerne aufweist. Das Zytoplasma bildet basal Fortsätze, die sich mit den Nachbarzellen verzahnen, wodurch im Mikroskop keine Zellgrenzen sichtbar sind. Der Schlussleistenkomplex ist in diesem Bereich des Tubulussystems sehr gut durchlässig.

In der Pars convoluta wird der Großteil des Ultrafiltrats wieder resorbiert. Der Hauptteil von Wasser, Glukose, Natrium, Kalium und Chlor wird hier bereits wieder ins Blut zurückgegeben, wobei im Fall von Glukose sogar 100 % resorbiert werden. Um die Resorptionsleistung erbringen zu können ist die apikale Membran mit langen, dicht stehenden Mikrovilli ausgestattet und die Zellen verfügen über viele Mitochondrien, damit genügend Energie für aktive Transportprozesse erzeugt werden kann.

2.2.2. Tubulus rectus proximalis

Die Pars recta ist der Pars convoluta sehr ähnlich, allerdings sind die Mikrovilli an der apikalen Membran nicht ganz so lang

2.2.3. Tubulus attenuatus

Der Intermediärtubulus (Tubulus intermedius, Tubulus attenuatus) besteht aus der Pars descendens, dem absteigenden Schenkel, und der Pars ascendens, dem aufsteigenden Schenkel. Bei kortikalen Nephronen ist er sehr kurz, wohingegen er bei juxtamedullären Nephronen sehr lang ausgeprägt ist.

Sowohl die Pars descendens als auch die Pars ascendens sind von einschichtigem Plattenepithel ausgekleidet, wobei das der Pars ascendens über durchlässigere Schlussleistenkomplexe als das der Pars descendens verfügt.

2.2.4. Tubulus distalis

Der Tubulus rectus distalis ist sehr ähnlich wie der Tubulus contortus distalis. Beide werden von einschichtigem isoprismatischen Epithel ausgekleidet, bilden basal Fortsätze, mit denen sie sich mit ihrer Nachbarzelle verzahnen und haben viele Mitochondrien – sogar mehr und längere als der proximale Tubulus.

An der apikalen Membran fehlen die Mikrovilli fast vollständig und während in der Pars recta der Schlussleistenkomplex noch recht permeabel ist, ist er in der Pars convoluta dicht.

2.2.5. Tubulus connectivus

Das Überleitungsstück von Tubulus distalis zum Sammelrohr ist mit einschichtigem isoprismatischen Epithel ausgekleidet, welches in 2 Zelltypen unterteilt werden kann: Hauptzellen und Schaltzellen. Hauptzellen haben helles Cytoplasma, Schaltzellen dagegen dunkles. In beiden Zelltypen nimmt der Zellkern fast die gesamte Höhe ein.

2.2.6. Tubulus colligens

Das Sammelrohr ist mit einschichtigem isoprismatischen Epithel ausgekleidet, welches in zwei Arten von Zellen unterteilt werden kann, nämlich Hauptzellen und Schaltzellen. Hauptzellen haben helles Cytoplasma, Schaltzellen dunkles. Die Zellkerne sind fast genauso groß wie die Zellen hoch sind und nehmen somit viel Platz ein.

Hauptzellen bilden den Hauptanteil und sind für die Resorption unter Aldosteron – und ADH – Einfluss zuständig. Schaltzellen werden oft auch als Zwischenzellen bezeichnet und kommen nur vereinzelt vor. Sie sind für die Aufrechterhaltung des Säure – Basen – Haushalts wichtig und man kann sie nochmals in A – Schaltzellen, welche vor allem für die Protonenausscheidung verantwortlich sind, und B – Schaltzellen, welche Bicarbonat sezernieren können, unterteilen.

2.3. Gefäßversorgung

Die Gefäßversorgung stellt einen Portalkreislauf dar, die Gefäße sind in Serie geschalten: Zum Glomerulum führen afferente Arteriolen, die sich in die glomerulären Kapillaren verzweigen. Von dort fließt das Blut in die efferenten Arteriolen und schließlich in die peritubulären Kapillaren.

Durch diese Reihenfolge ergibt sich, dass nach der Filtration, also in der efferenten Arteriole und in den peritubulären Kapillaren, der Blutdruck weitaus geringer ist. Außerdem wird dadurch garantiert, dass die resorbierten Stoffe in bereits filtriertes und somit „gesäubertes" Blut gelangen.

Die Niere erhält ungefähr 20 % des Herzminutenvolumens, obwohl sie nur 0,5 % der Körpermasse ausmacht. Diese hohe Durchblutungsrate ist notwendig, um ihrer Funktion nachzukommen. Dabei ist nicht nur die Menge entscheidend für die Filtration, sondern vor allem der Druck, mit dem das Blut das Glomerulum durchströmt. Um diesen so konstant wie möglich zu halten, erfüllen sowohl die afferenten als auch die efferenten Arteriolen die Aufgabe von Widerstandsgefäßen.

Die Niere wird nicht überall gleich stark durchblutet, durch die Nierenrinde fließen etwa 90 % des Blutes, 7 % durch das äußere Mark und nur 1 % durch das innere Mark. Daher ist auch der Sauerstoffpartialdruck im Gewebe stark abhängig von der Region. Im Cortex liegt er bei ungefähr 50 mmHg, während er in der Medulla nur etwa 10 mmHg erreicht.

3. Autoregulation der Nierendurchblutung

Die Niere kann bis zu einem gewissen Grad ihre eigene Durchblutung selbst regulieren, besser als alle anderen Organe des Körpers, sie ist jedoch nicht komplett druckunabhängig. Unter physiologischen Bedingungen, also bei arteriellem Mitteldruck von 80 – 180 mmHg, kann sie jedoch sowohl den renalen Blutfluss als auch die damit verbundene glomeruläre Filtrationsrate durch 2 verschiedene Mechanismen konstant halten.

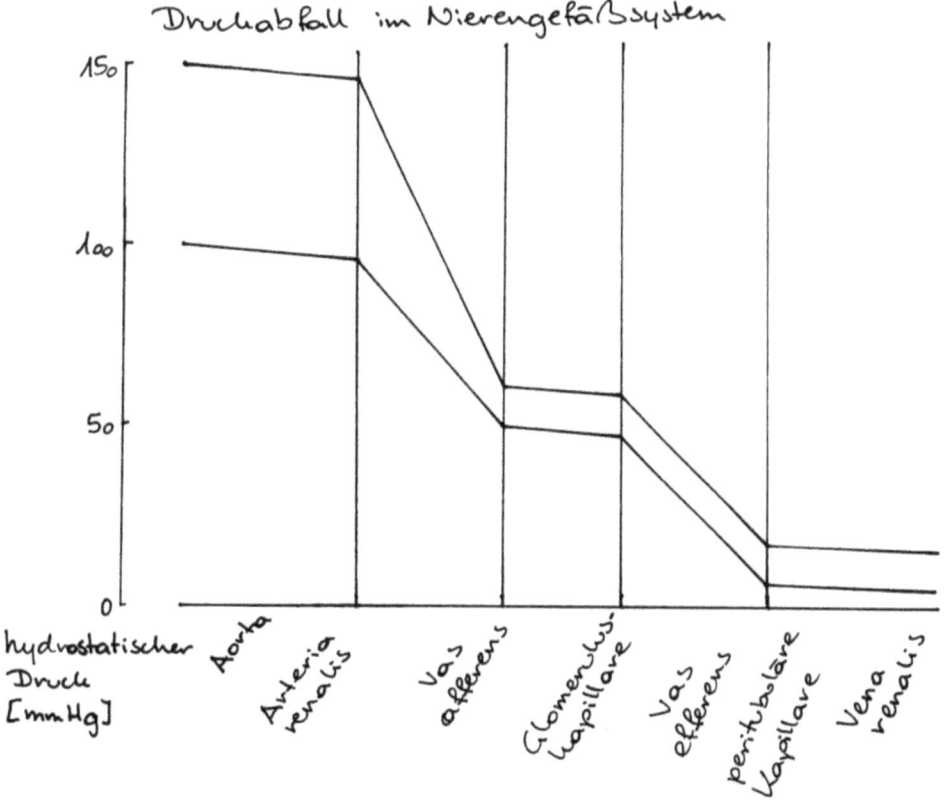

Zum einen tritt der Bayliss – Effekt als myogener Mechanismus in Kraft. Bei einer Dehnung der glatten Muskelzellen reagieren diese innerhalb einer Sekunde mit einer Tonuserhöhung, wodurch das Lumen der Blutgefäße verringert wird. Der Grund dafür könnten dehnungsaktive Ca^{2+} - Kanäle sein. Durch ihre Aktivierung würde Ca^{2+} entlang seines Konzentrationsgradienten einströmen und eine Kontraktion auslösen.

Zum anderen wird der tubuloglomeruläre Feedbackmechanismus ausgelöst, welcher ungefähr 15 Sekunden benötigt, um zu reagieren. Wenn der Blutdruck abfällt, sinkt die glomeruläre Filtrationsrate. Somit verringert sich die Menge an Primärharn, der an der Macula densa verbeifließt. Die Zellen in der Macula densa haben in ihrer apicalen Membran $Na^+/K^+/2Cl^-$ - Cotransporter, die dadurch weniger Ionen aufnehmen. Das führt zur verminderten Ausschüttung von Adenosin, wodurch die glatten Muskelzellen in den afferenten Arteriolen sich entspannen und somit den Durchmesser der Gefäße erweitern. Das hat zur Folge, dass mehr Blut durch zu den Glomeruli gelangt und dadurch die Filtrationsrate steigt.

Des Weiteren wird durch die Macula densa aufgrund der verminderten Ionenaufnahme die Ausschüttung von Renin aus den Granula der Polkissenzellen gesteigert, wobei auch ein verminderter Blutdruck alleine dazu führt. Renin hat als Enzym wiederum 2 Effekte. Einerseits ist es der Antagonist von Adenosin und bewirkt daher lokal eine vermehrte Vasodilatation. Andererseits kann es das im Blut zirkulierende Angiotensinogen in Angiotensin I umwandeln, welches durch das ACE (Angiotensin Converting Enzyme) im Blut zu Angiotensin II aktiviert wird. Angiotensin II ist ein starker Vasokonstriktor und führt zu einer generellen Verengung der Arteriolen. Der systemische Mechanismus ist dabei um einiges effektiver als der lokale.

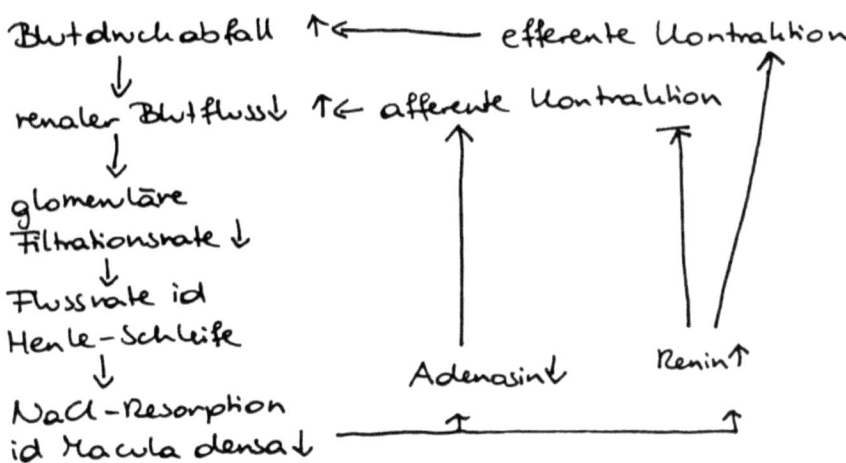

Eine weitere Wirkung von Angiotensin II ist die erhöhte Ausschüttung von Aldosteron aus der Nebennierenrinde. Aldosteron hat den Effekt, dass vermehrt Na^+ und somit auch Wasser aus dem Tubulussystem und dem Dickdarm resorbiert wird und somit die intravasale Füllung sich vermehrt.

Diese Kaskade an Hormonen und Wirkungen wird als das RAAS – Renin – Angiotensin – Aldosteron – System bezeichnet.

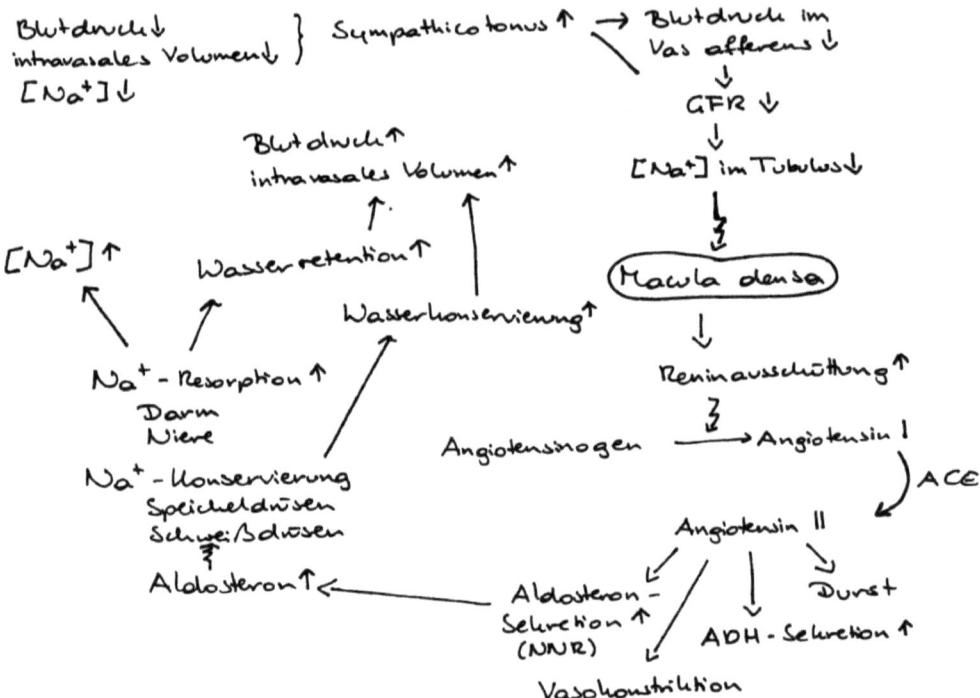

Wird jedoch die Grenze der Autoregulation erreicht, wie beispielsweise bei starkem Blutverlust oder im Schock, und der Blutdruck fällt unter 60 mmHg, kann die glomeruläre Filtrationsrate nicht mehr aufrechterhalten werden.

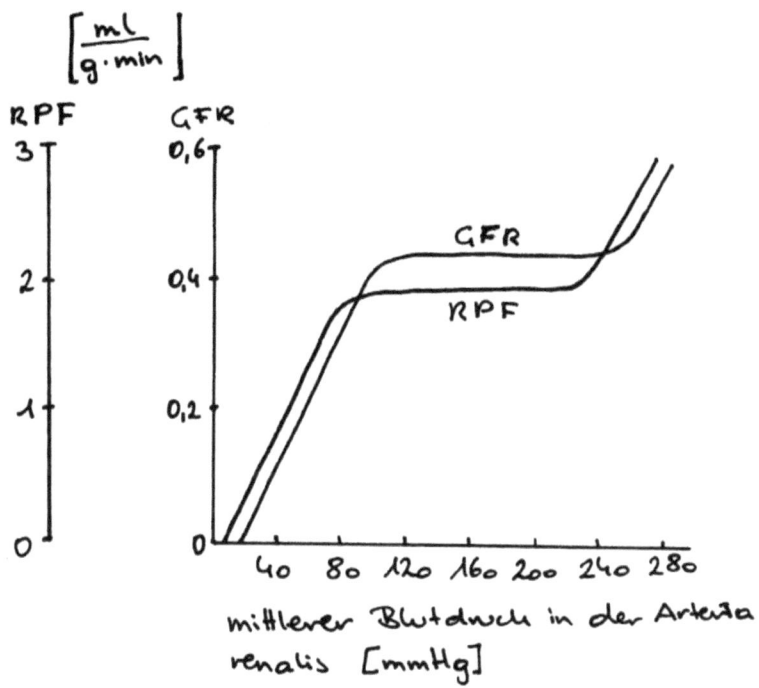

RPF... renaler Plasmafluss
GFR... glomeruläre Filtrationsrate

Der Mechanismus des RAAS kann natürlich auch umgedreht werden. Wenn eine erhöhte Natriumkonzentration in der Macula densa festgestellt wird, also mehr Natrium über den $Na^+/K^+/2Cl^-$ - Symporter aufgenommen wird, wird mehr Adenosin produziert. Adenosin kann nun an seine Rezeptoren an den Mesangiumzellen andocken, löst dort den Einstrom von Ca^{2+} aus. Das führt zur Kontraktion des Vas afferens und gleichzeitig, durch den vermehrten Druck, zu einer verminderten Renin – Sekretion aus den Polkissenzellen. Dadurch wird die glomeruläre Filtrationsrate beim einzelnen Nephron genauso wie der Blutdruck gesenkt.

4. Neurale & humorale Regulation der Nierendurchblutung

Die Nierengefäße werden vom Sympathicus gut innerviert, wobei sie mit α_1 - Rezeptoren ausgestattet sind. Dadurch führt eine Erhöhung des Sympathicotonus dazu, dass die glatten Muskelzellen in den afferenten und efferenten Arteriolen sich kontrahieren. Die Folge ist eine Abnahme der Nierendurchblutung. Darauf reagiert die Niere mit der Aktivierung des Renin – Angiotensin – Aldosteron – Systems, um nicht in ein Schockgeschehen zu geraten.

Die humorale Regulation der Nierendurchblutung erfolgt über lokal produziertes NO und Prostaglandine. Beide wirken vasodilatierend und sind somit Antagonisten von Angiotensin II und dem sympathischen System. Wichtig ist, dass die Gabe von nichtsteroidalen Antiphlogistika (NSAIDs, non steroidal antiinflammatory drug) die Synthese von Prostaglandinen behindert und dadurch bei Störung der Nierenfunktion oder – durchblutung nicht verschrieben werden sollten, da es zur weiteren Verringerung der Nierendurchblutung führen kann.

5. Glomerulum

In den Glomeruli wird je nach Tierart 15 – 35 % des Blutes filtriert, wobei das Filtrat zu 99 % wieder resorbiert wird, sodass nur ein Hundertstel davon schlussendlich auch als Harn ausgeschieden wird. Man spricht von einem Ultrafiltrat, weil im Gegensatz zu einem Filtrat nicht nur zwischen gelösten und ungelösten Teilchen unterschieden wird, sondern auch die gelösten Moleküle entsprechend ihrer Größe getrennt werden. Dafür haben die Kapillarwände der Glomeruli eine entsprechend kleine Porengröße, weshalb sie keine großen Moleküle hindurchlassen. Die glomeruläre Filtrationsrate ist jedoch nicht nur von der Kapillarwand abhängig, sondern auch vom herrschenden hydrostatischen und kolloidosmotischen Druck.

Die erste Barriere im Glomerulum ist das gefensterte Endothel, welches vor allem verhindert, dass Plasmaproteine und alles, was an sie gebunden ist, wie Ca^{2+}, Fe^{2+} oder Mg^{2+}, das Blut verlässt. Daran schließt die Basalmembran an, von der Stoffe mit einem Molekulargewicht von über 200 kDa aufgehalten werden. Die innerste und engste Schicht wird durch die Vernetzung der Fortsätze der Podocyten gebildet, deren schlitzförmige Poren nur noch für Moleküle mit einem Molekulargewicht von unter 70 kDa passierbar sind. Wasser und kleinmolekulare Stoffe unter 10 kDa werden durch die Filterfunktion der Kapillarwand nicht aufgehalten, sie sind somit frei filtrierbar. Die Filtration von Molekülen mit einer Größe zwischen 15 und 70 kDa werden abhängig von ihrer Ladung filtriert, da die Filter mit negativ geladenen Glykoproteinschichten umgeben sind und somit vor allem stark negative Stoffe abgestoßen werden. Ab einer Größe von 70 kDa findet unter physiologischen Umständen keine Filtration mehr statt.

Die treibenden Kräfte für die Filtration sind die gleichen, wie in jeder anderen Kapillare im Körper. Der hydrostatische Druck sorgt für den Übertritt von Plasma in die Bowman – Kapsel, während der kolloidosmotische Druck, welcher von den im Blut gehaltenen Proteinen erzeugt wird, genauso wie der Gewebedruck der Bowman – Kapsel dagegenwirken. Der effektive Filtrationsdruck (P_{eff}) ist demnach die Summe der einzelnen Drücke und verändert sich im Laufe der Kapillare.

In einem „normalen" Kapillargebiet, würde sich der effektive Filtrationsdruck folgendermaßen berechnen:

$$P_{eff} = (P_c - P_i) - (\pi_c - \pi_i)$$

P_c = hydrostatischer Druck in der Kapillare (20 - 30 mmHg)

P_i = hydrostatischer Druck im Interstitium (0 mmHg)

π_c = onkotischer Druck in der Kapillare (25 mmHg)

π_i = onkotischer Druck im Interstitium (< 5 mmHg)

Der kolloidosmotische Druck ist mit ca 25 mmHg relativ konstant entlang der gesamten Kapillare, der hydrostatische Druck schwankt jedoch sehr stark im Verlauf und ist am Anfang mit etwa 30 mmHg noch sehr hoch, sinkt aber im venösen Schenkel auf ungefähr 20 mmHg ab. Dadurch ist der effektive Filtrationsdruck im arteriellen Teil des Kapillarsystems mit ca + 6 mmHg nach außen gerichtet, im venösen Schenkel jedoch mit ca – 5 mmHg nach innen, wodurch der Großteil des Filtrats wieder resorbiert wird. Der Rest wird durch das Lymphgefäßsystem abtransportiert.

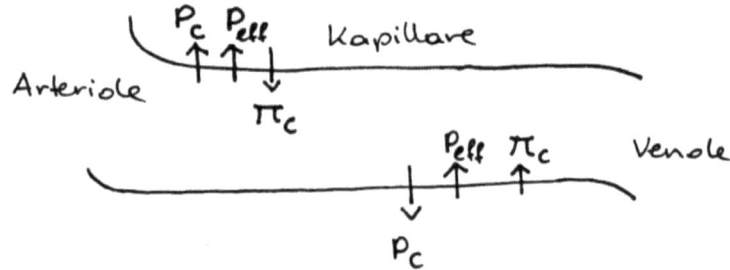

Der Unterschied zu „normalen" Kapillargebieten ist jedoch, dass im Glomerulum keine Reabsorption stattfindet, sondern nur filtriert wird, da der hydrostatische Druck an jedem Abschnitt stärker ist als der kolloidosmotische Druck.

$$P_{eff} = (P_c - P_i) - (\pi_c - \pi_i)$$

P_c = hydrostatischer Druck in der Kapillare (60 mmHg)

P_i = hydrostatischer Druck im Interstitium (10 mmHg)

π_c = onkotischer Druck in der Kapillare (25 mm Hg)

π_i = onkotischer Druck im Interstitium (0 mmHg)

Dagegen wird in den peritubulären Kapillaren nur resorbiert und nicht filtriert, weil der effektive Filtrationsdruck kleiner als Null ist. Da das Glomerulum zwischen zwei Arteriolen liegt, kann der darin vorherrschende Druck und somit auch die Filtration gut reguliert werden.

Die pro Zeiteinheit produzierte Menge an Primärharn wird als glomeruläre Filtrationsrate bezeichnet und in ml/min abgegeben. Die Primärharnmenge pro Tag entspricht beim Menschen etwa 200 l, beim Pferd 500 l, beim Rind 450 l, bei kleinen Wiederkäuern und Schweinen 130 l, bei einem mittelgroßen Hund 60 l und bei Katzen rund 25 l. Da 99 % des Primärharns rückresorbiert werden, ist die tatsächlich ausgeschiedene Menge an Harn um zwei Zehnerpotenzen kleiner.

6. Tubuläre Transportmechanismen

Durch die glomeruläre Ultrafiltration wird ein Primärharn erzeugt, der bis auf die Proteine sehr ähnlich ist wie das Blutplasma. Anschließend werden zusätzlich dazu noch mehr Solute in den Tubulus sezerniert. Gleichzeitig wird ungefähr so viel an für den Körper Stoffen resorbiert, wie mit dem Primärharn in den Tubulus gelangt sind. Dabei transportiert der „lecke" proximale Tubulus große Mengen an NaCl und Wasser gegen einen kleinen Konzentrationsgradienten, der distale Tubulus wenig, dafür aber gegen einen großen Konzentrationsgradienten. Im distalen Tubulussystem kann auch durch hormonelle Regulation die Zusammensetzung des Urins auf die jeweilige Stoffwechsellage angepasst werden.

6.1. Wasser –, Natrium – und Chloridtransport

Wasser wird vor allem passiv transportiert und folgt aus osmotischen Gründen den resorbierten Soluten. Somit ist die Transportrate von Wasser von der Resorption aller osmotisch aktiver Substanzen abhängig – und natürlich von der Permeabilität des Tubulus für Wasser.

Der proximalen Tubulus ist gut permeabel für Wasser, da der Schlussleistenkomplex „leck" ist. Dadurch kann Wasser parazellulär aus dem Primärharn ins Blut diffundieren. Das hat jedoch zur Folge, dass nur so viel Wasser resorbiert wird, wie es braucht, um die Osmolalität im Tubulus zu erhalten. Diese liegt bei etwa 300 mosmol/kg.

Im distalen Tubulus ist der Schlussleistenkomplex dicht, Wasser kann kaum mehr parazellulär aus dem Lumen und wird somit transzellulär und vor allem gegen den immer größer werdenden Konzentrationsgradienten resorbiert. Da die Zellmembran – wie jede Biomembran – besser für lipophile Stoffe passierbar ist, benötigt Wasser spezifische Kanäle, die man als Aquaporine bezeichnet. Diese sind in vielen Zellen des Körpers vorhanden, in der Niere gibt es jedoch weder im dicken aufsteigenden Teil der Henle – Schleife welche, wodurch dieser Teil des Tubulussystems für Wasser völlig impermeabel ist, noch in der apicalen Membran des distalen Tubulus und der Sammelrohre. Dort werden allerdings bei Bedarf Aquaporin – 2 – Kanäle durch die Anwesenheit von ADH eingebaut.

Sowohl Na^+ als auch Cl^- werden sehr effektiv rückresorbiert, wobei 60% davon im proximalen Tubulus geschieht. Insgesamt wird jeweils unter 1 % der filtrierten Menge ausgeschieden, was für die Erhaltung des Elektrolytgehalts essentiell ist. Immerhin wird die Gesamtmenge an im Blut befindlichem Natrium 9 – mal pro Tag in den Primärharn filtriert.

6.1.1. Proximaler Tubulus

Im frühproximalen Tubulus findet 25 % der Natriumresorption des proximalen Tubulus statt. Hier wird der Gradient für Na^+ genützt, um Symporter für Glucose (SGLT2), neutrale und saure Aminosäuren, Phosphat, Sulfat, Mono – und Dicarboxylsäuren anzutreiben. Außerdem bringen Na^+/H^+ - Antiporter (NHE3) zusätzliches Natrium in die Zellen. Basolateral wird Na⁺ durch die Na⁺/K⁺ - ATPase wieder aus der Zelle geschleust.

Die Durchschleusung von positiv geladenem Natrium erzeugt transepithelial negative Spannung von ungefähr – 2 mV, wobei das Lumen negativ gegenüber der basolateralen Seite des Epithels ist.

Durch den Transport der osmotisch aktiven Stoffe wird die Wasserresorption angetrieben, die vor allem parazellulär abläuft.

Cl⁻ wird im frühproximalen Tubulus nur parazellulär und somit passiv resorbiert. Dabei nützt es das von den Na⁺ - Symportern erzeugte Spannungspotential und versucht es auszugleichen, indem es zur Blutseite diffundiert. Des Weiteren wird es durch den parazellulären Wasserstrom mitgeschwemmt, was als solvent drag bezeichnet wird, und da der Wasserstrom die Konzentration von Cl⁻ im Blut verringert bzw. im Lumen erhöht, spielt auch der chemische Gradient eine Rolle.

Im spätproximalen Tubulus findet 75% der Na⁺ - Resorption des proximalen Tubulus statt. Es kommen – mit Ausnahme des Symporters für Glucose, der hier durch den SGLT1 anstelle des SGLT 2 vertreten ist – dieselben Transporter wie im frühproximalen Tubulus vor. Zusätzlich dazu gibt es allerdings noch luminale Na⁺ - Kanäle, wodurch Na⁺ in die Zelle einströmen kann.

Cl⁻ folgt weiterhin parazellulär auf die interstitielle Seite des Tubulusepithels, vor allem aufgrund seines Konzentrationsgradienten. In diesem Teil des Tubulus ist seine Konzentration um ca 30 % höher als im Plasma.

Insgesamt werden im proximalen Tubulus ca 60 % des filtrierten Natriums, Chlorids und Wassers rückresorbiert.

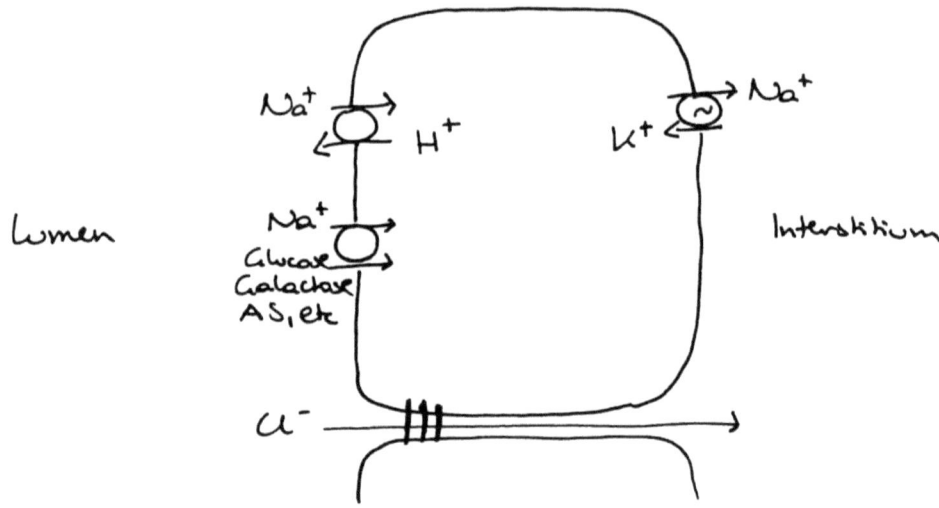

6.1.2. Henle – Schleife

Im dünnen Teil der Henle – Schleife werden kaum Elektrolyte resorbiert, allerdings ist das Epithel sehr durchlässig für Wasser, sodass 25 % des filtrierten Wassers aus dem Lumen transportiert werden. Der Antrieb dafür ist der im Nierenmark aufgebaute Konzentrationsgradienten, dem Gegenstromsystem.

Im dicken aufsteigenden Teil der Henle – Schleife werden 25 – 30 % des filtrierten Na^+ und Cl^- durch luminale $Na^+/K^+/2Cl^-$ - Symporter (NKCC2) aufgenommen. Na^+ wird durch die Na^+/K^+ - ATPase wieder aus der Zelle geschleust, für Cl^- existieren Kanäle (ClC – Kb). Kalium gelangt durch den Kanal ROMK1 wieder zurück ins Lumen.

Wasser kann hier nicht aus dem Tubulus, wodurch die Osmolalität im Verlauf der dicken aufsteigenden Henle – Schleife auf 100 mosmol/kg sinkt und die im Interstitium steigt.

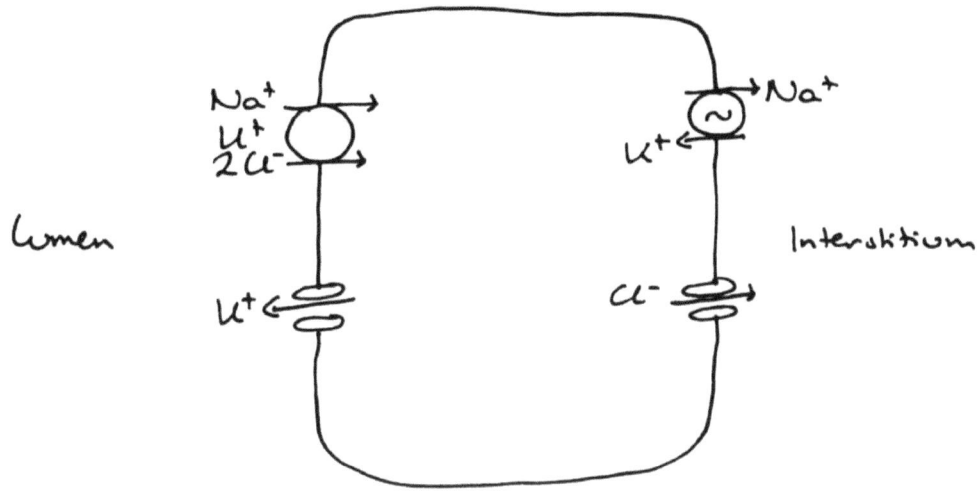

6.1.3. Tubulus contortus distalis

In der Pars convoluta des distalen Tubulus befinden sich Na⁺/Cl⁻ - Symporter (NCC), welche 10% des ursprünglich filtrierten Na⁺ und Cl⁻ rückresorbieren. Außerdem wird hier auch so lange Wasser resorbiert, bis der Harn wieder isoton zum Blutplasma ist.

6.1.4. Sammelrohr

Im corticalen und medullären Sammelrohr werden ebenfalls Na⁺ und Cl⁻ resorbiert und da gegen den Konzentrationsgradienten gearbeitet wird, beträgt die Menge maximal noch 5%. Natrium wird durch den spezifischen Na⁺ - Kanal ENaC in die Hauptzellen aufgenommen und basolateral durch die Na⁺/K⁺ - ATPase wieder ausgeschleust. Das dadurch in die Zelle transportierte Kalium kann entweder durch den Kanal ROMK1 ins Lumen oder durch den Kanal KCNQ1 wieder zurück ins Interstitium. Durch diese Kanäle wird der Transport von positiver Ladung durch Natrium ausgeglichen.

Chlorid wird im Austausch gegen Bicarbonat durch den Antiporter AE2 in die Zelle geschleust. Das Bicarbonat entsteht direkt in der Zelle durch die Arbeit der Carboanhydrase aus Wasser und CO_2. Das dabei ebenfalls entstehende H^+ wird im Austausch gegen K^+ aktiv aus der Zelle transportiert.

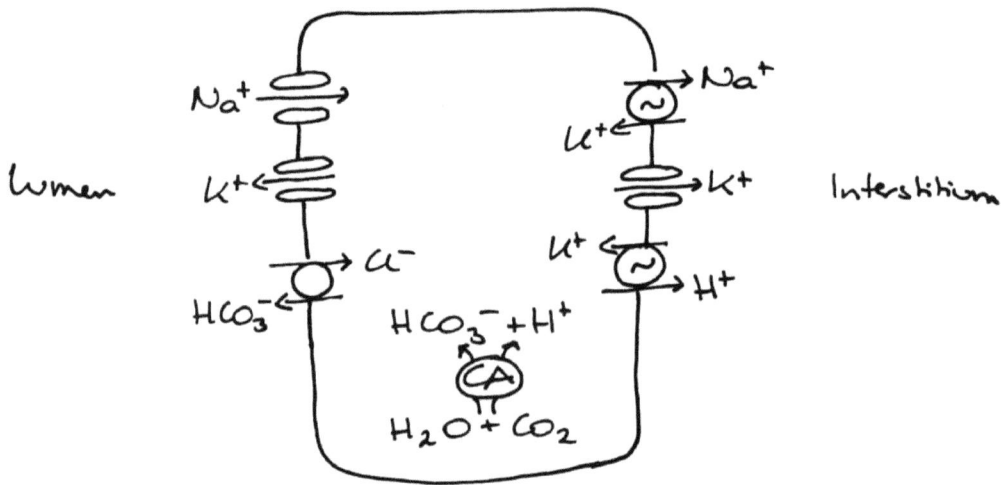

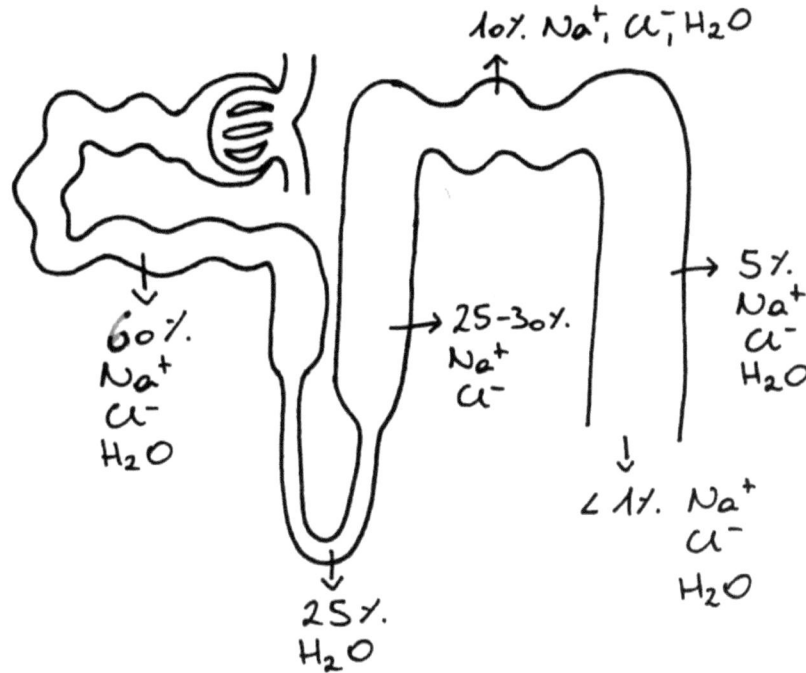

6.1.5. Regulation

Die Resorption von Na⁺ wird vor allem durch Aldosteron reguliert. Es fördert die Aufnahme im spätdistalen Tubulus sowohl über eine Aktivierung von ENaC als auch der Na⁺/K⁺ - ATPase. Wenn viel Aldosteron ausgeschüttet wird, wird fast das gesamte im spätdistalen ankommende Natrium resorbiert. Hingegen wenn wenig ausgeschüttet wird, wird fast alles davon mit dem Urin ausgeschieden.

Aldosteron stammt aus der Nebennierenrinde und wird ausgeschüttet aufgrund von Hyperkaliämie, Hyponatriämie oder auf Stimulation durch ACTH oder Angiotensin II. Es kann als Steroidhormon ins Cytoplasma diffundieren, bindet dort an seinen Rezeptor und wandert in den Zellkern, wo es die Synthese von ENaC fördert. Da die Kanäle erst synthetisiert werden müssen, vergeht ungefähr eine Stunde von der Aldosteron – Ausschüttung bis zum Wirkungseintritt.

Bei zu starker Na⁺ - Konzentration im Blut wird hingegen Atriopeptin aus Vorhofzellen des Herzens ausgeschüttet. Es fördert die Na⁺ - Ausscheidung indem es über cGMP – abhängige Phosphorylierung und somit Hemmung von ENaC die Resorption im Sammelrohr verhindert.

6.1.6. Therapeutische Regulation

Zur Anregung der Harnausscheidung können verschiedene Diuretika gegeben werden, die sich in ihrer Wirkungsart und somit auch in ihrer Potenz unterscheiden. Sehr wirkungsvoll sind Schleifendiuretika, wie beispielsweise Furosemid. Sie hemmen den Na⁺/K⁺/2Cl⁻ - Cotransporter im dicken aufsteigenden Teil der Henle – Schleife und führen somit zu einer Reduktion der Osmolarität der Medulla renalis. Durch die Gabe von Schleifendiuretika kommt es zu starken Flüssigkeitsverlusten, sowie zur Ausscheidung großer Mengen an Kalium und Magnesium.

In ihrer Wirkungsstärke am nächsten sind Thiazide. Sie hemmen den Na⁺/Cl⁻ - Cotransporter im distalen Tubulus. K⁺ wird auch hierbei verstärkt ausgeschieden, weil im Rest des distalen Tubulus Na⁺ konserviert wird.

Eher schonend sind Aldosteronantagonisten, welche auch K⁺ - sparende Diuretika genannt werden. Sie hemmen die Aldosteronwirkung und haben somit eine vermehrte Na⁺ - Ausscheidung zur Folge.

6.2. Kalium

Da Kalium der Träger des Membranpotentials ist, ist es besonders wichtig die Konzentrationen davon stabil zu halten. Hypokaliämie würde im Extremfall dazu führen, dass Skelettmuskeln nicht mehr bewegt werden können, Hyperkaliämie dagegen zum Herzstillstand. Da nur ca 10 % des aufgenommenen Kaliums über den

Darm ausgeschieden werden kann, ist vor allem die Niere für die Regulation des K⁺ - Haushalts zuständig.

6.2.1. Proximaler Tubulus

Kalium wird ungehindert filtriert, und anschließend im proximalen Tubulus bis zu 70% wieder resorbiert, obwohl die luminale Membran nur den KCNQ1 für die K⁺ - Sekretion besitzt. K⁺ diffundiert daher parazellulär ins Interstitium wegen des Konzentrationsgradienten und durch solvent drag. Es kann sowohl lateral als auch basal, sobald es ins Interstitium gelangt ist, durch die Na⁺/K⁺ - ATPase in die Zellen aufgenommen werden. Anschließend gelangt Kalium zum Teil durch den K⁺ - Kanal KCNQ1 an der apikalen Seite wieder ins Lumen oder an der basalen Seite ins Interstitium. Es kann jedoch auch von dem K⁺/Cl⁻ - Symporter KCC auf die Blutseite transportiert werden.

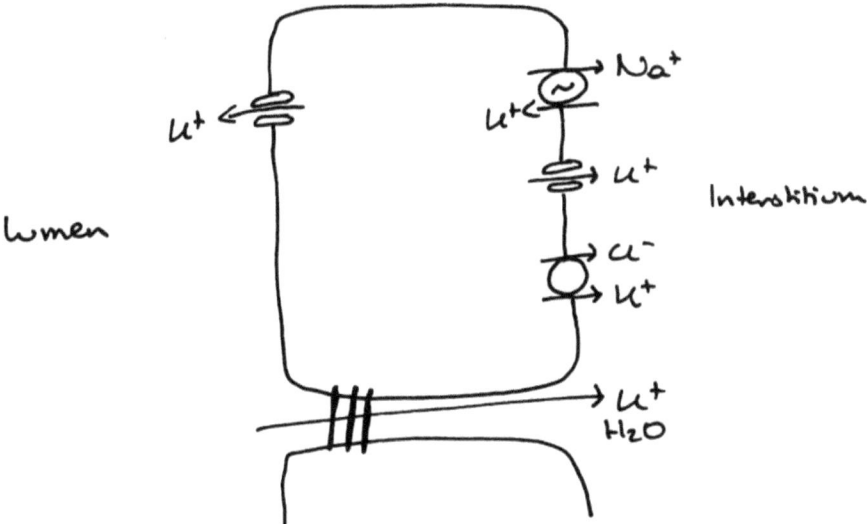

Die parazelluläre Transportrate ist stark von der Menge an resorbiertem Wasser abhängig und somit von der Resorption von Na⁺ und Cl⁻.

6.2.2. Henle - Schleife

Im dicken aufsteigenden Teil der Henle – Schleife wird Kalium durch den Na$^+$/K$^+$/2Cl$^-$ - Symporter NKCC2 aufgenommen, fließt aber zu einem großen Teil wieder durch den K$^+$ - Kanal ROMK1 ins Lumen zurück, kann aber auch durch die KCNQ1 Kanäle ins Blut gelangen.

Dadurch, dass das meiste Kalium wieder im Tubuluslumen landet, ergibt sich luminal eine positive Spannung, die den parazellulären K$^+$ - Transport antreibt.

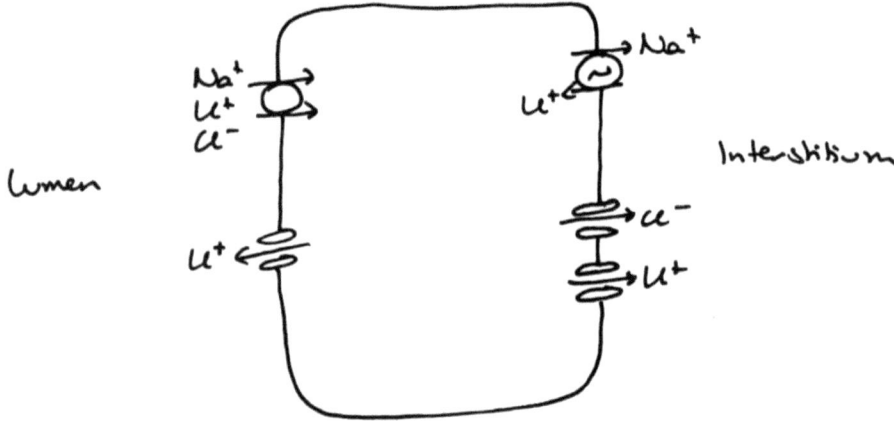

6.2.3. distaler Tubulus & Sammelrohr

Im distalen Tubulus und im Sammelrohr wird Kalium je nach Plasmakonzentration entweder sezerniert oder resorbiert. Der Transport läuft vor allem transzellulär, aber auch parazellulär durch den Schlussleistenkomplex.

Wenn viel Aldosteron ausgeschüttet wird, wird das von der Na$^+$/K$^+$ - ATPase in den Hauptzellen aufgenommene Kalium durch ROMK1 - Kanäle in der luminalen Membran transportiert, wenn wenig ausgeschüttet wird, durch KCNQ1 – Kanäle in der basalen Membran. Zusätzlich kann Kalium in Typ A – Zwischenzellen über K$^+$/H$^+$ - Austauscher in die Zelle gelangen und ebenfalls über KCNQ1 – Kanäle ins Interstitium gelangen.

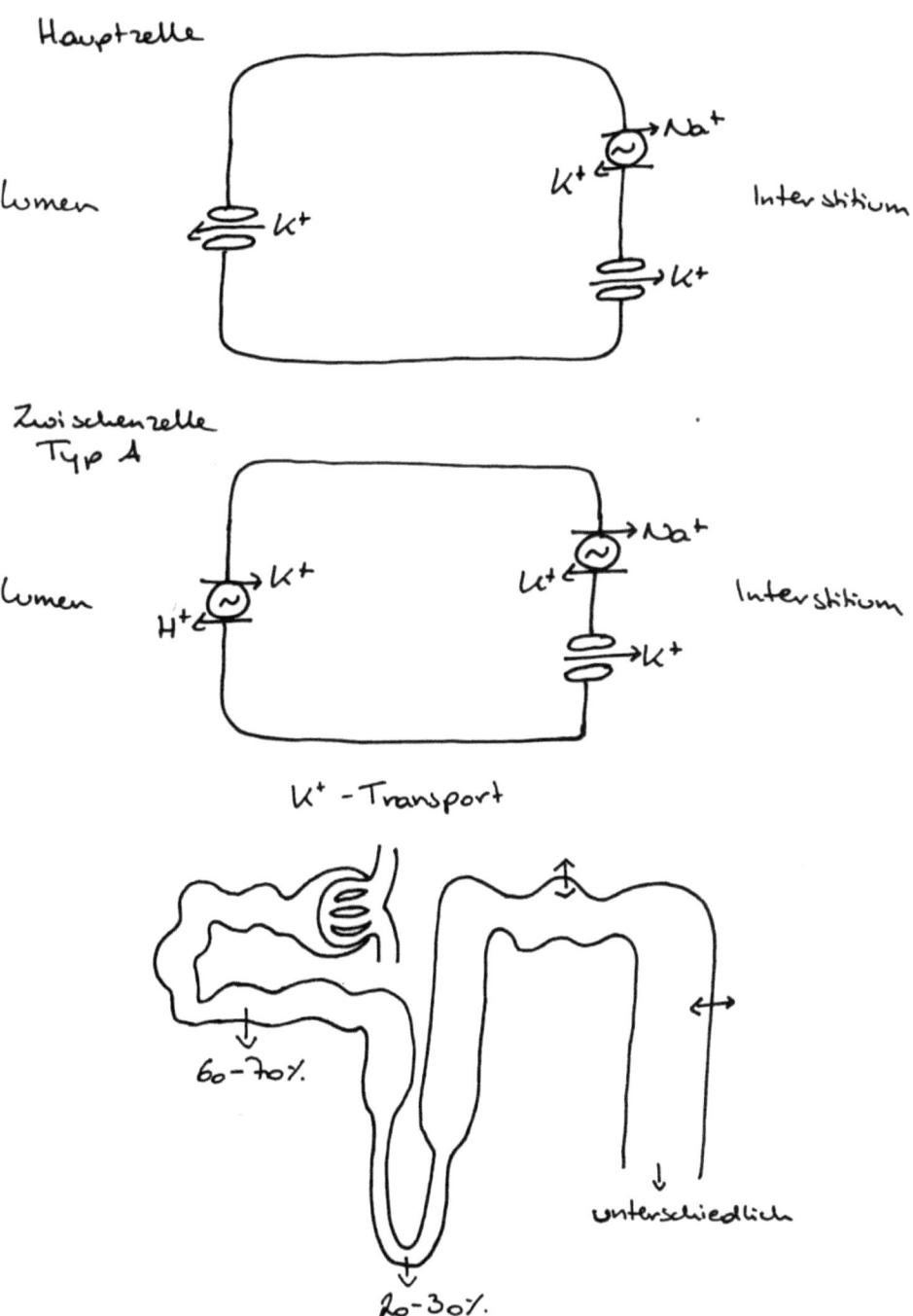

6.3. Calcium

Calcium muss vor allem bei Leistungstieren, wie Milchkühen oder Legehennen in ausreichenden Mengen zugeführt werden, da bei ihnen der Verbrauch sehr hoch ist. Auch Jungtiere haben erhöhten Bedarf an Calcium, um es in die Knochen einbauen zu können. Je nach Tierart können im Darm zwischen 20 und 90 % des aufgenommenen Calciums resorbiert werden.

Calcium ist zu einem gewissen Anteil an Plasmaproteine gebunden und wird daher nur zu ca 60% filtriert. 60% der filtrierten Menge werden im proximalen Tubulus vor allem parazellulär durch Diffusion entlang des Konzentrationsgradienten und durch solvent drag resorbiert, weiters gibt es luminal den Ca^{2+} - Kanal ECaC1.

Auf der basalen Seite sind Ca^{2+} - ATPasen und der $3Na^+/1Ca^{2+}$ - Tauscher NCX3, die es wieder aus der Zelle befördern. NCX3 ist ein sekundär aktiver Austauscher, der den Na^+ - Konzentrationsgradienten ausnützt, welcher von der Na^+/K^+ - ATPase erzeugt wird. Durch die beiden Ausschleusungsmöglichkeiten ist der luminale Kanal sowohl sekundär als auch tertiär aktiv.

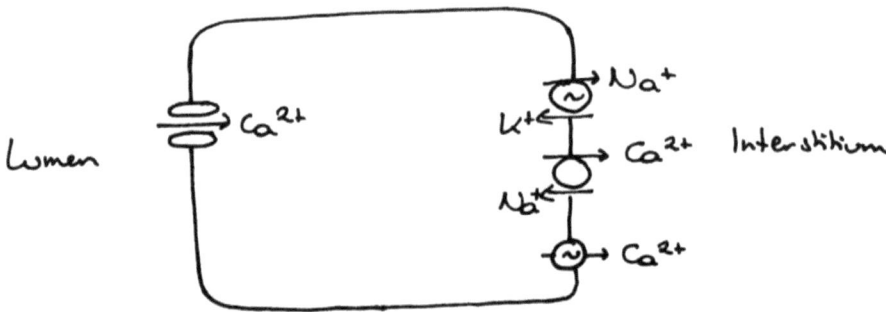

30% werden im dicken aufsteigenden Teil der Henle – Schleife resorbiert, 9% im distalen Tubulus, in beiden Fällen vor allem passiv. Das übrige Prozent wird ausgeschieden.

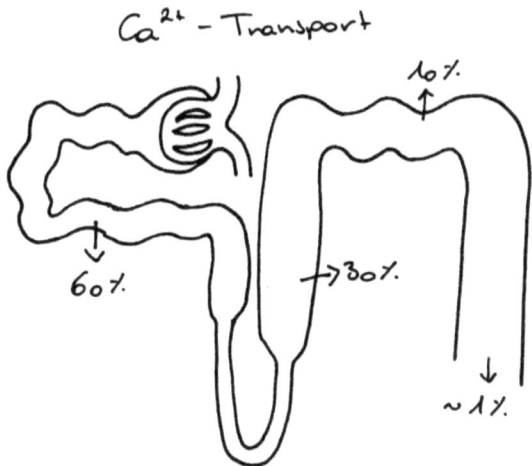

Beeinflusst wird die renale Calcium – Absorption von Calcitriol (1,25(OH)$_2$D$_3$) und Parathormon. Letzteres fördert im distalen Tubulus die Calciumabsorption durch eine Steigerung des transzellulären Transports mittels Calbindin.

Calcitriol fördert im proximalen Tubulus die Calciumresorption über die Aktivierung von ECaC1 und beschleunigt die parathormonabhängige Absorption im distalen Tubulus.

6.4. Magnesium

Magnesium wird bei Monogastriern im Dünn – und Dickdarm resorbiert, bei Wiederkäuern größtenteils bereits im Vormagensystem.

Magnesium ist zum Teil an Plasmaproteine gebunden und wird daher nur zu 50 – 80% filtriert. Resorbiert wird es im proximalen Tubulus nur zu 30 – 40%, der Großteil kann erst im dicken aufsteigenden Teil der Henle – Schleife durch den parazellulären Kanal Claudin – 16, auch Paracellin – 1 genannt, das Lumen verlassen. Getrieben wird die Resorption von der luminal positiven Spannung in diesem Abschnitt, welche durch die Cl$^-$ - Resorption entsteht. Im distalen Tubulus werden nur noch weitere 2 – 5 %, sodass insgesamt 5 – 10% mit dem Urin ausgeschieden werden.

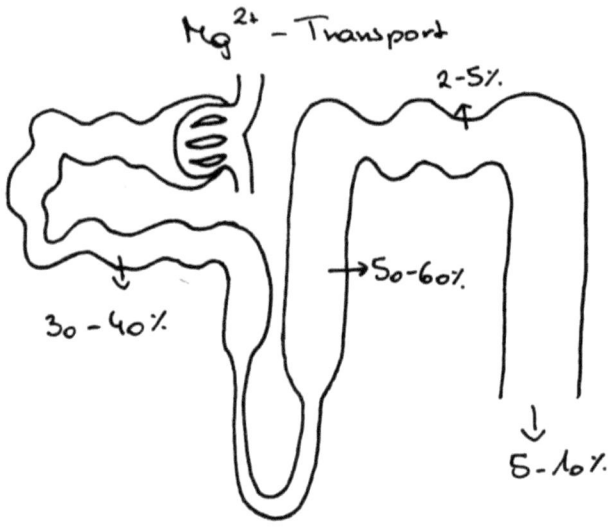

6.5. Phosphat

Phosphat ist ein wichtiger Bestandteil des Knochenaufbaus und in vielen energiereichen Stoffen vorhanden. Daneben spielt er als Phosphatpuffer eine Rolle in der pH – Regulation.

Phosphat wird ebenfalls vor allem im Dünndarm resorbiert, zum Teil auch im Vormagensystem der Wiederkäuer, es wird jedoch fast unbehindert in der Niere filtriert. Die Resorption erfolgt vor allem im proximalen Tubulus durch den $3Na^+$/Phosphat – Symporter NaPi – IIa, auch Npt2a, gegen den elektrochemischen Gradienten. Ausgeschleust wird es anschließend über einen Anionenantiporter im Austausch gegen 2 Anionen und eventuell auch einen Kanal.

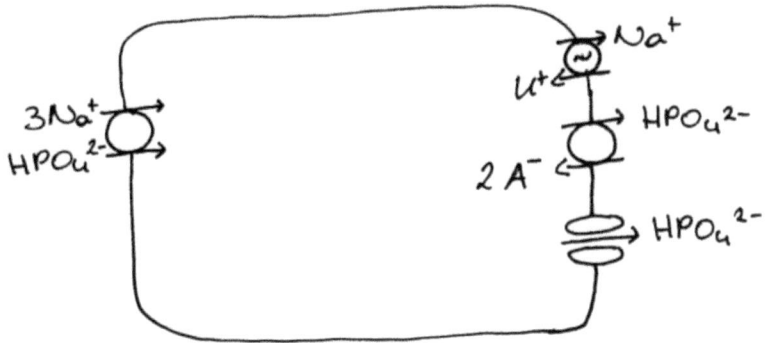

Die Resorption im distalen Tubulus ist minimal, mit dem Harn ausgeschieden werden 10 – 20 %.

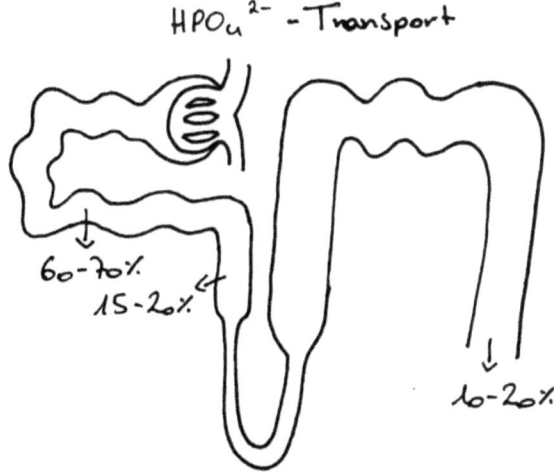

Abgesehen von der Plasmakonzentration wird die Resorption von Hormonen beeinflusst. Parathormon (PTH) und Calcitonin hemmen die Resorption, Calcitriol fördert sie. PTH bewirkt über Aktivierung seines G – Protein gekoppelten Rezeptors entweder über den cAMP – Weg oder über die Second Messenger IP_3 und DAG die Internalisierung des NaPi – IIa – Symporters. Dadurch kann die renale Phosphatresorption um bis zu 70 % reduziert werden.

6.6. Sulfat

Die Resorption von Sulfat findet hauptsächlich im proximalen Tubulus statt. Es wird zusammen mit 3 Na+ durch den Symporter NaSi – 1 aufgenommen und wird anschließen im Austausch gegen Anionen die Zelle.

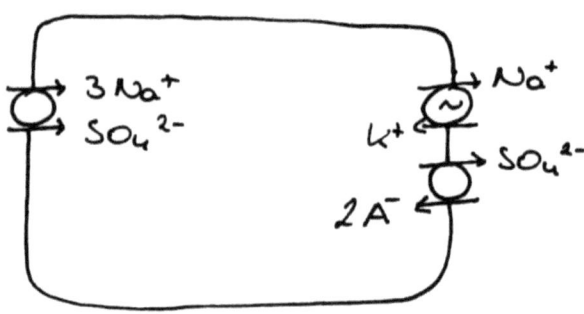

6.7. Glucose

Glucose wird ungehindert filtriert, bei physiologischen Plasmawerten jedoch bereits in der ersten Hälfte des proximalen Tubulus vollständig resorbiert. Bei gesteigerten Plasmakonzentrationen werden immer weiter distal gelegene Abschnitte des proximalen Tubulus in die Resorption miteinbezogen. Die maximale Kapazität ist erreicht, sobald der gesamte proximale Tubulus Glucose resorbiert. Sollte die filtrierte Menge größer sein, als die maximale Transportkapazität, welche man als Nierenschwelle bezeichnet, wird Glucose mit dem Endharn ausgeschieden.

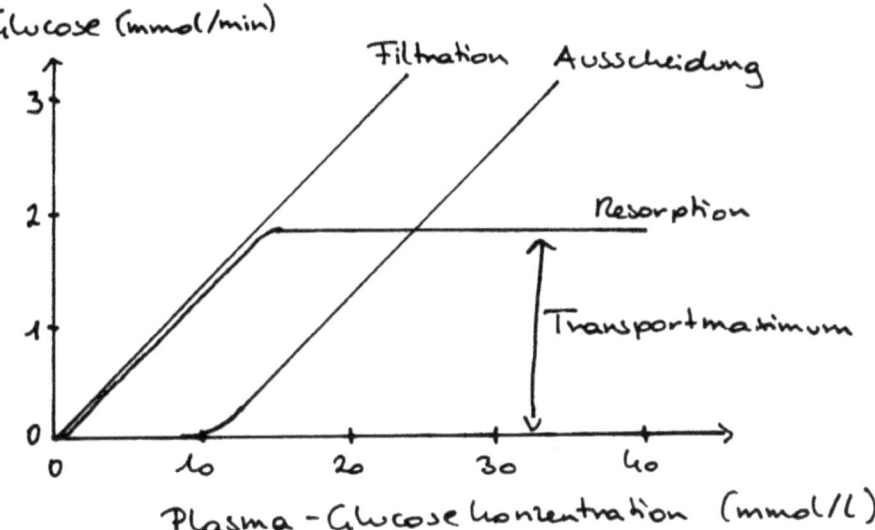

Glucose wird sekundär aktiv durch den Na⁺/Glucose – Symporter SGLT2 im frühproximalen Tubulus, SGLT1 im spätproximalen Tubulus in die Zelle aufgenommen, dabei wird der durch die Na⁺/K⁺ - ATPase erzeugte Gradient für Natrium ausgenützt. SGLT2 hat im Gegensatz zu SGLT1 eine recht geringe Affinität zu Glucose und transportiert es im Verhältnis 1:1 mit Natrium in die Zelle. SGLT1 ist dagegen höher affin zu Zucker und transportiert pro Na⁺ zwei Moleküle Glucose oder Galactose.

Galactose kann also ebenfalls mit SGLT2 resorbiert werden, für Fructose ist jedoch ein eigener Carrier, GLUT5, nötig. Basal werden die Zucker alle durch den Carrier GLUT2 aus der Zelle geschleust.

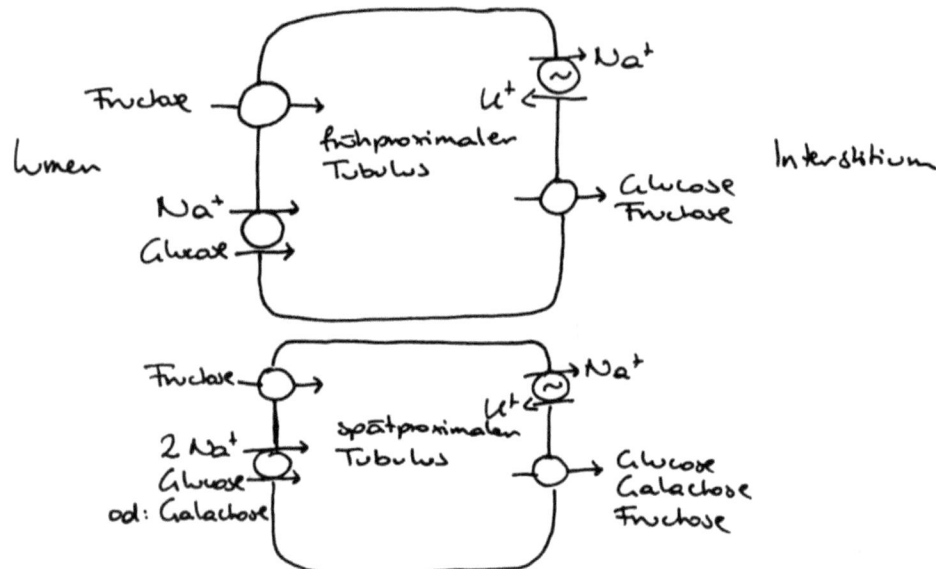

Bei Diabetes mellitus steigt die Glucosekonzentration im Plasma auf eine Konzentration an, welche die Transportkapazitäten des proximalen Tubulus übersteigen. Die maximal resorbierbare Menge beträgt 10 mmol/l, alles darüber wird ausgeschieden. Da Glucose osmotisch aktiv ist, wird vermindert Wasser resorbiert, weshalb größere Mengen an Urin ausgeschieden werden. Daher kommt es zu den Symptomen Polyurie, Glucosurie und als Kompensation für den Flüssigkeitsverlust auch Polydipsie.

6.8. Aminosäuren und Peptide

Aminosäuren und Di – bzw. Tripeptide werden ungehindert filtriert und anschließend im proximalen Tubulus durch Na^+ oder H^+ - Symporter, Na^+/AS - Tauscher oder Carrier in die Zellen aufgenommen. Basolateral können sie durch Carrier ins Interstitium transportiert werden. Ausgeschieden werden zwischen 0,1 und 6 % der filtrierten Menge.

6.9. Harnstoff, Harnsäure und Allantoin

Harnstoff, Harnsäure und Allantoin sind die Endprodukte des Stickstoffstoffwechsels und werden renal ausgeschieden. Dabei unterscheidet man ureotelische und uricotelischen Spezies, je nachdem welche der drei Stoffe überwiegend ausgeschieden werden.

Die meisten Säugetiere sind ureotelisch und scheiden Stickstoff hauptsächlich als Harnstoff und Allantoin aus. Menschen, Menschenaffen und Dalmatiner besitzen jedoch keine Uricase und scheiden deshalb größere Mengen an Harnsäure durch die Nieren aus.

Terrestrische Vögel und Reptilien sind uricotelisch und scheiden Stickstoff vor allem als Harnsäure aus. Da diese schlecht wasserlöslich ist, bilden sich ab gewissen Konzentrationen Kristalle. Wenn dies in den Gelenkskapseln geschieht, kommt es zu Entzündungsreaktionen und zur Gicht – Symptomatik.

Fische dagegen scheiden Stickstoff vorwiegend als Ammoniak aus und werden deshalb als ammoniotelische Organismen bezeichnet.

Harnstoff wird ungehindert filtriert und ungefähr 50% davon werden im proximalen Tubulus durch solvent drag und Diffusion resorbiert. Der distale Tubulus und die corticalen Abschnitte des Sammelrohrs sind impermeabel für Harnstoff, allerdings wird es im medullären Teil davon durch den Carrier UT1 resorbiert. Von dort gelangt es in die Zellen der Henle – Schleife, wo es durch den Carrier UT2 wieder ins Lumen sezerniert wird. Dadurch entsteht ein Kreislauf, der für die Gegenstromkonzentrierung wichtig ist.

Harnsäure wird von den meisten Säugern durch die Uricase in Allantoin umgewandelt, welches mit dem Urin ausgeschieden wird. Daher scheiden sie kaum

Harnsäure aus. Dalmatiner, Menschen und Menschenaffen haben jedoch keine Uricase und scheiden deshalb vermehrt Harnsäure aus.

Harnsäure wird ungehindert filtriert und je nach Tierart unterschiedlich wieder resorbiert. Bei den meisten Hunden werden ungefähr 90 % wieder resorbiert, bei steigender Konzentration jedoch nicht nur vermehrt rückresorbiert, sondern auch vermehrt ausgeschieden.

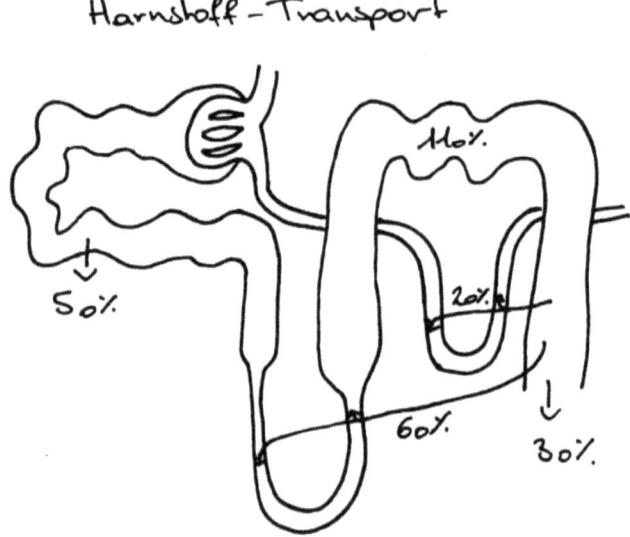

6.10. Organische Anionen und Kationen

Viele organische Anionen und Kationen werden nicht nur filtriert, sondern auch aktiv im proximalen Tubulus sezerniert. Dazu gehören auch viele Xenobiotika, wie Medikamente.

7. Säure – Basen – Gleichgewicht

Um das Puffersystem aufrecht zu erhalten wird bei normaler HCO_3^- - Plasmakonzentration nahezu 100% des filtrierten Bicarbonats wieder resorbiert. An der lumenseitigen Membran der Tubulusepithelzellen befindet sich das Enzym

Carboanhydrase, welche HCO_3^- mit H^+ reagieren lässt zu H_2CO_3, das anschließend in CO_2 und H_2O zerfällt. CO_2 diffundiert durch die Zellmembran und wird intrazellulär durch die Carboanhydrase zu Bicarbonat umgewandelt, wobei wieder ein H^+ produziert wird. Das Proton steht dem Na^+/H^+ - Antiporter zur Verfügung, das Bicarbonat wird auf der Blutseite aus der Zelle transportiert.

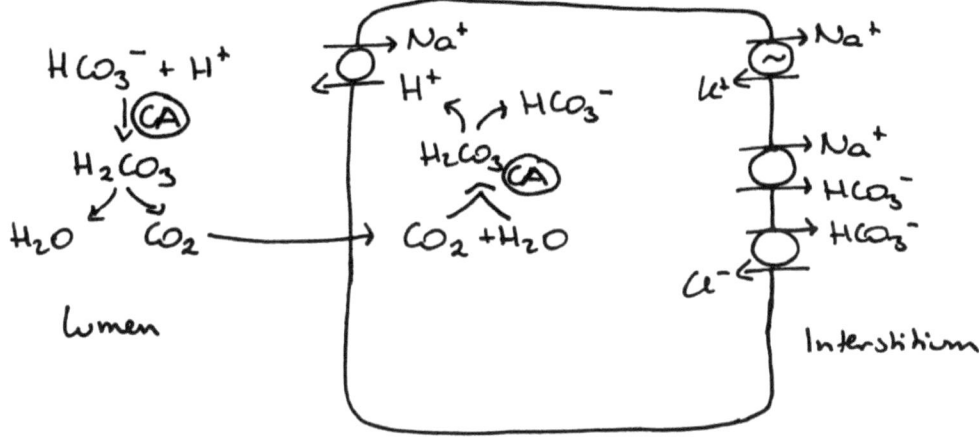

Zusätzlich dazu kann die Niere den pH – Wert des Plasmas regulieren. Bei einer respiratorischen Acidose wird durch den erhöhten CO_2 – Partialdruck auch die Konzentration von CO_2 in der Zelle gesteigert und als Folge davon vermehrt HCO_3^- durch die Carboanhydrase gebildet. Das Bicarbonat wird ins Blut vor allem durch Anionentausch mit Cl^- und durch Symport mit Na^+ abgegeben, das dabei ebenfalls anfallende H^+ durch Na^+/H^+ - Austauscher in den Urin abgegeben. Dort wird es von verschiedenen Systemen abgegeben, durch die die Ausscheidung der Protonen gesichert wird.

Wenn der pH – Wert des Blutes sinkt, wird vermehrt HPO_4^{2-} aus dem Knochen ins Blut freigesetzt und in der Niere filtriert. Im Tubulus verbindet es sich mit H^+ zu dem unresorbierbaren $H_2PO_4^-$ und wird ausgeschieden.

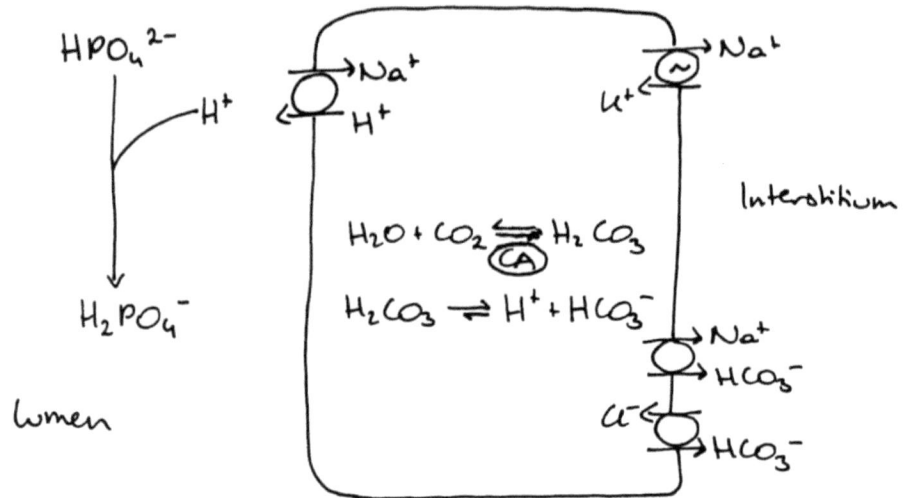

Weiters können die Epithelzellen Aminosäuren zu NH_3, Glucose und CO_2 abbauen. CO_2 wird durch die Carboanhydrase wieder zu HCO_3^- umgewandelt und ins Blut abgegeben, NH_3 wird ins Lumen passiv durch Diffusion entlang des Konzentrationsgradienten abgegeben. Dort verbindet es sich mit H^+ zu NH_4^+, das vollständig ausgeschieden wird. Der Ammoniak/Ammonium – Puffer ist dabei sogar effizienter als der Phosphatpuffer und kann bei Acidosen die Ausscheidung von Protonen um das 10 – fache steigern, da auch die NH_3 – Produktion durch Desaminierung von Glutamin aus das 10 – fache ansteigt.

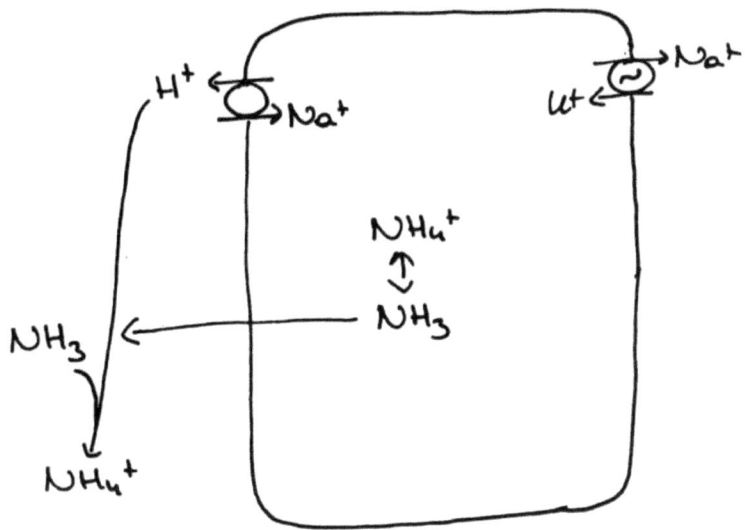

Je nach Futteraufnahme werden bei viel aufgenommenem Protein vermehrt Protonen ausgeschieden, oder bei pflanzenreicher Kost durch die darin enthaltenen alkalisierenden Salze, vermehrt Bicarbonat. Dadurch ergibt sich, dass der Urin von Carnivoren sauer ist, der von Herbivoren alkalisch und der von Omnivoren je nach Speiseplan variiert.

Im Sammelrohr können die Zwischenzellen ebenfalls helfen die Stoffwechsellage konstant zu halten. Bei Acidose werden Protonen durch die K^+/H^+ - ATPase ins Lumen geschleust, bei Alkalose wird derselbe Transporter in die basolaterale Seite eingebaut und somit H^+ in das Interstitium gebracht. Im ersten Fall werden die Zwischenzellen als Typ A bezeichnet, im zweiten Fall als Typ B. Jeweils gegenüber der K^+/H^+ - ATPase befinden sich Transportmöglichkeiten für Bicarbonat. In den Typ A Zellen handelt es sich um den Na^+/HCO_3^- - Symporter NBC1 und den HCO_3^-/Cl^- - Antiporter AE1, in den Typ B Zellen befindet sich luminal der HCO_3^-/Cl^- - Antiporter AE2.

Durch den zusätzlichen Transport von Bicarbonat wird die Stoffwechselwirkung verstärkt.

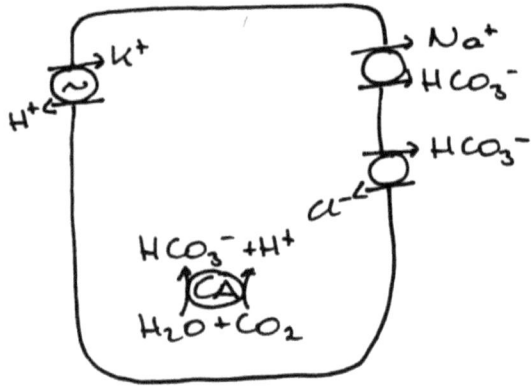

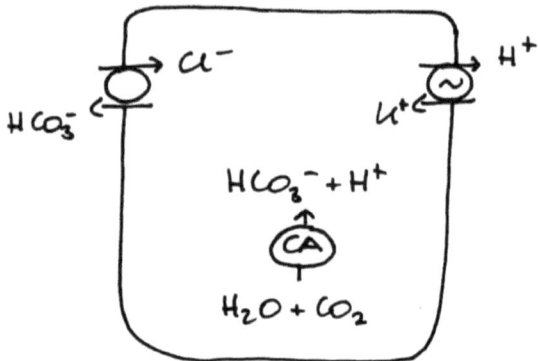

8. Gegenstromkonzentrierung und Antidiurese

Urin kann auf ein Vielfaches der Plasmaosmolarität konzentriert werden, was als Antidiurese bezeichnet wird. Dafür ist das Gegenstromsystem zuständig, das aus dem absteigenden und aufsteigenden Schenkel der Henle – Schleife, dem

Sammelrohr und dem absteigenden und aufsteigenden Gefäßbündel der Vasa recta besteht.

Wichtig für das System sind folgende Mechanismen: Im dicken aufsteigenden Teil der Henle – Schleife wird Na⁺ und Cl⁻ resorbiert, dafür ist sie für Wasser impermeabel. Im medullären Sammelrohr wird Harnstoff resorbiert und es ist durch ADH für Wasser gut durchlässig. Weiters ist die Durchblutung der Vasa recta im Mark nur gering.

Anfangs gehen wir von isoosmolaren Verhältnissen entlang des Tubulus und im Interstitium aus. Nun wird im aufsteigenden Teil der Henle – Schleife NaCl resorbiert, Wasser kann jedoch nicht folgen, wodurch das Interstitium eine höhere Osmolarität als der Urin erreicht. Dadurch diffundiert im davorliegenden absteigenden Teil Wasser ins Interstitium, wodurch die Osmolarität im Lumen der absteigenden Henle – Schleife steigt.

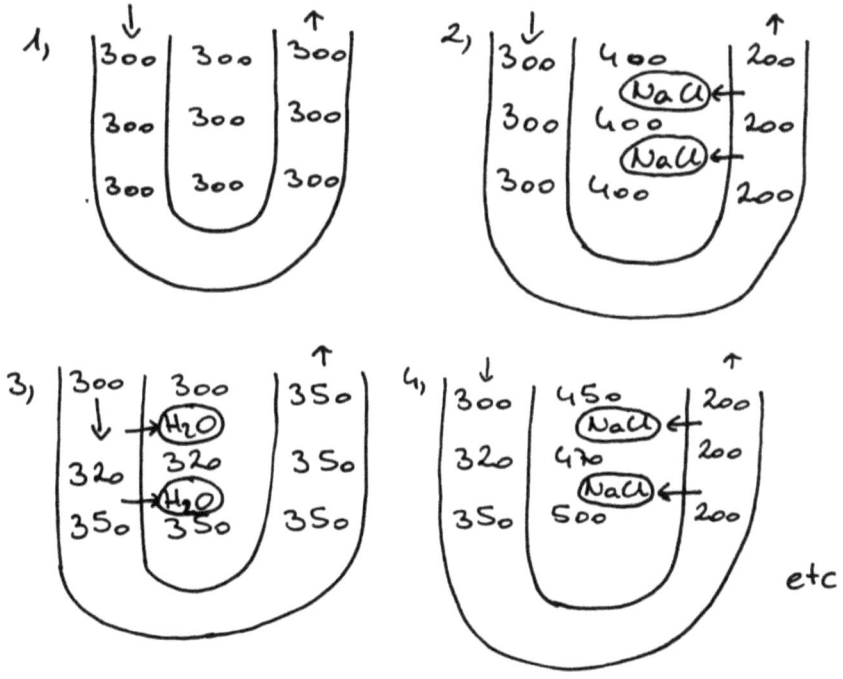

Dieser Vorgang wiederholt sich so lange, bis das System ausgelastet ist. Je länger die Henle – Schleife ist, desto besser funktioniert dieser Mechanismus und desto größer ist der Unterschied zwischen der Osmolarität des Interstitiums und des Urins, der den aufsteigenden Teil verlässt.

Das Sammelrohr liegt dicht neben der Henle – Schleife, wodurch die Konzentrierung des Harns mit dem gleichen Mechanismus abläuft, wie in der absteigenden Henle – Schleife. Der Urin gelangt als hypotone Flüssigkeit ins Sammelrohr und solange das Sammelrohr durch ADH für Wasser permeabel gehalten wird, kann Wasser aus dem Lumen austreten.

Das gesamte dem Harn entzogene Plasma gelangt in die Vasa recta, was eigentlich zu einer Osmolaritätsabnahme in den Venen führen müsste. Diese ist jedoch durch die im Vergleich zum Harn viel höhere Flussrate des Blutes sehr gering.

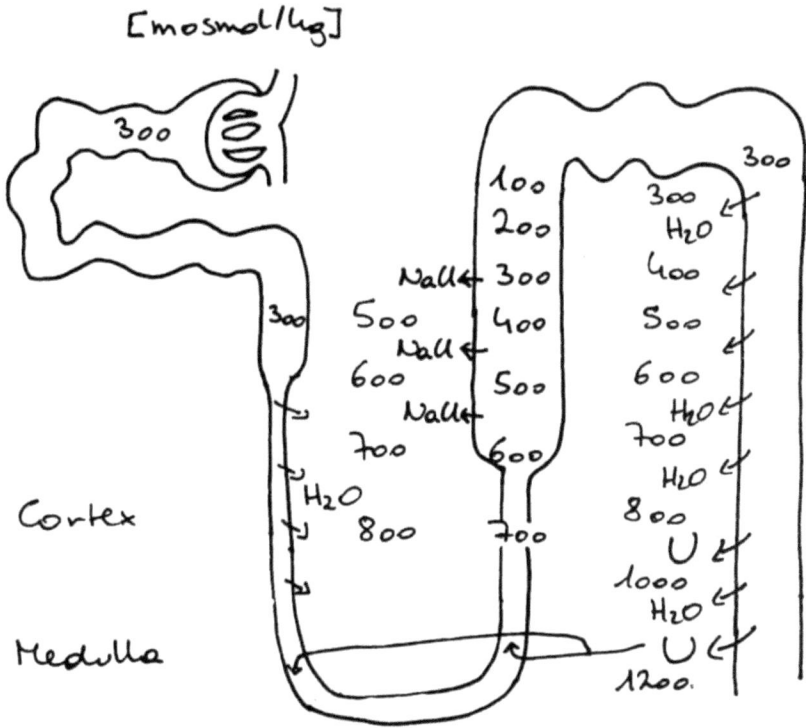

Cortex

Medulla

U... Urea (Harnstoff)

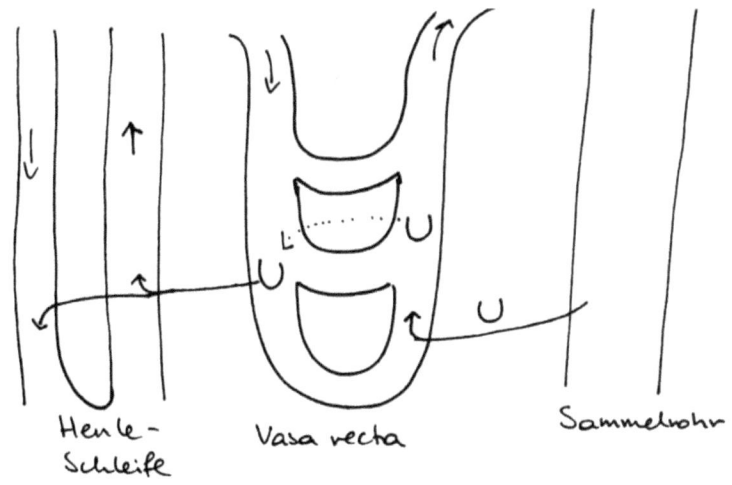

Henle-Schleife   Vasa recta   Sammelrohr

Wenn die Henle – Schleife bis ins innere Mark der Niere reicht, wo sie für NaCl keine aktiven Transportmechanismen hat, übernimmt vor allem Harnstoff die Steigerung der Antidiurese. Das corticale Sammelrohr ist für Harnstoff impermeabel, dafür unter ADH – Einfluss gut durchlässig für Wasser, was eine Konzentrierung des Harnstoffs zur Folge hat. Im medullären Sammelrohr wird Harnstoff resorbiert, welcher somit in die Vasa recta und in die Zellen der Henle – Schleife gelangt, wo er sezerniert wird.

ADH stammt aus dem Hypophysenhinterlappen und wird im Hypothalamus produziert. Die Wirkung von ADH basiert auf der Zunahme des intrazellulären cAMPs im Sammelrohrepithel und der damit verbundenen verstärkten Synthese und dem Einbau von Aquaporin 2 in die luminale Membran. Dieser Mechanismus funktioniert trotzdem sehr schnell, da die Kanäle in Vesikeln gespeichert werden und somit nur auf den Befehl warten eingebaut zu werden. Des Weiteren aktiviert cAMP die Proteinkinase A, welche wiederum aktivierend auf die Aquaporine wirkt.

Bei Hypercalciurie werden Rezeptoren in der luminalen Epithelmembran aktiviert, welche die Aktivität der Proteinkinase A hemmen. Somit wirkt Hypercalciurie gegen die Harnkonzentrierung.

9. Diurese

Das Gegenteil von Antidiurese ist die Diurese, also die vermehrte Harnausscheidung. Die Wasserdiurese kann durch verminderte ADH – Konzentration und damit verstärkter Impermeabilität des distalen Nephrons für Wasser hervorgerufen werden, während eine osmotische Diurese auf vermehrter Ausscheidung von impermeablen Substanzen, einer generellen Zunahme von Stoffkonzentrationen und damit Kapazitätsüberlastung der Transporter oder der Hemmung von Transportern basiert. Die Druckdiurese hat als Ursache einen erhöhten Blutdruck im Nierenmark. Dadurch sind die Vasa recta stärker durchströmt, wodurch vermehrt Solute abtransportiert werden. Dadurch sinkt die Osmolalität des Marks und das Bestreben von Wasser aus dem Lumen zu diffundieren sinkt.

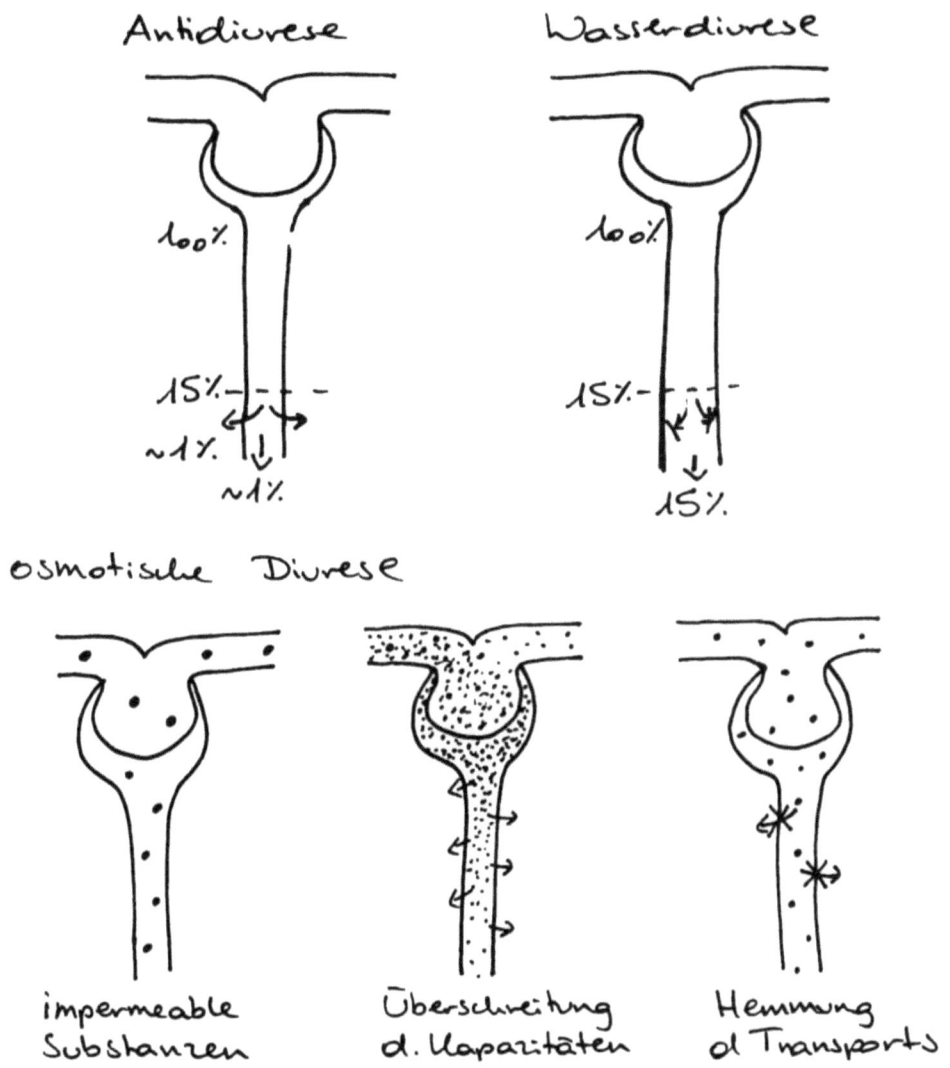

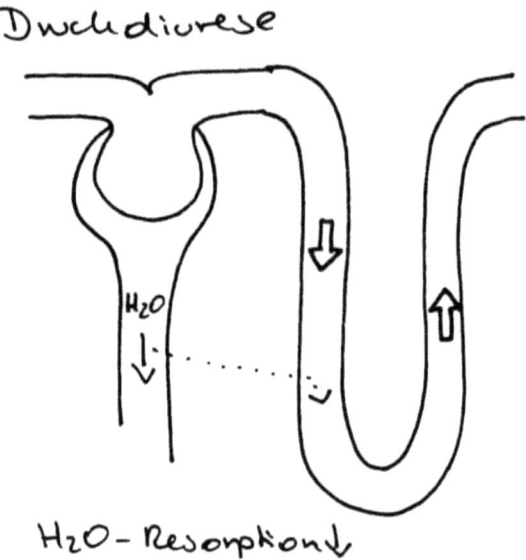

Bei der Wasserdiurese wird durch erhöhte intravasale Füllung die ADH – Ausschüttung gehemmt, wodurch die Wasserkanäle im Sammelrohr in die Zelle eingezogen werden und es somit nicht mehr resorbiert werden kann.

10. Messung der Nierenfunktion

Wenn eine Substanz vermehrt ausgeschieden wird, senkt sich ihre Konzentration im Plasma und umgekehrt. Dadurch kann man anhand von Analysen des Plasmas feststellen, ob die Nieren funktionsfähig sind.

Das Harnzeitvolumen ist die Menge an Harn, der pro Zeiteinheit ausgeschieden wird und ist stark von der aufgenommenen Menge an Wasser abhängig. Abgesehen davon wird es noch von der Umgebungstemperatur und körperlicher Arbeit beeinflusst. Von dem Harnzeitvolumen ist die Osmolalität abhängig, da bei starker Konzentrierung des Urins mehr Teilchen pro Volumen vorkommen, als bei starker Verwässerung. Prinzipiell ist jedes Tier dazu in der Lage seinen Harn zu konzentrieren, jedoch ist das Vermögen abhängig von der Länge der Henle – Schleife.

10.1. Renale Clearance

Die renale Clearance ist der Klärwert der Niere und wird definiert als das Plasmavolumen pro Zeit, welches von einer bestimmten Substanz bei einmaliger Glomerulumpassage vollständig geklärt wird.

$$C = U \bullet V/P$$

C = Clearance (ml/min)
U = Konzentration im Urin
V = Urinvolumen pro Zeit
P = Plasmakonzentration

Unter physiologischen Bedingungen ist die Clearance für die meisten Stoffe konstant, da mit steigender oder sinkender Plasmakonzentration auch die ausgeschiedene Substanzmenge zu – bzw. abnimmt.

Die Clearance kann allerdings nur für Stoffe bestimmt werden, die frei filtrierbar sind und entweder weder resorbiert noch sezerniert werden oder zusätzlich vollständig in den Tubulus sezerniert werden. Wenn ersteres zutrifft entspricht die Clearance der glomerulären Filtrationsrate, bei zweiterem dem renalen Plasmafluss.

Kreatininclearance

Zur Bestimmung der glomerulären Filtrationsrate untersucht man daher die Plasmakonzentration eines Stoffes, der frei filtriert aber weder resorbiert noch sezerniert wird. Eigentlich wäre hierfür Inulin am besten geeignet, allerdings bildet es der Körper nicht und somit müsste erst durch eine Infusion ein stabiler Plasmaspiegel (steady state) erreicht werden. Deshalb wird oft die Clearance von Kreatinin bestimmt, da es als Metabolit im Muskelstoffwechsel eine konstante Plasmakonzentration aufweist. Da es jedoch geringgradig tubulär sezerniert wird, ist die Clearance ein wenig höher als die glomeruläre Filtrationsrate.

Die Plasmakonzentration ist nur deshalb konstant, weil pro Zeitraum gleich viel gebildet wie ausgeschieden wird. Wenn die Nierenfunktion eingeschränkt ist, steigt daher die Konzentration im Plasma an. Das bedeutet, dass man aus dem Grad der Erhöhung schließen kann wie groß die Leistungseinbußen und somit die Schädigung der Nieren sind.

11. Endokrine Funktionen
11.1. RAAS

Wenn der Blutdruck abfällt oder die NaCl – Konzentration im Blut sinkt, sinkt auch die Konzentration von NaCl im Urin. Die Zellen in der Macula densa haben in ihrer apicalen Membran $Na^+/K^+/2Cl^-$ - Cotransporter, die dadurch weniger Ionen aufnehmen. Dadurch wird die Ausschüttung von Renin gesteigert, was 2 Effekte hat. Einerseits ist es der Antagonist von Adenosin und bewirkt daher eine lokale Vasodilatation. Andererseits kann es das im Blut zirkulierende Angiotensinogen in Angiotensin I umwandeln, welches durch das ACE (Angiotensin Converting Enzyme) im Blut zu Angiotensin II aktiviert wird. Angiotensin II ist ein starker Vasokonstriktor und führt zu einer generellen Verengung der Arteriolen. Dadurch wird der Blutdruck und damit auch die glomeruläre Filtrationsrate erhöht.

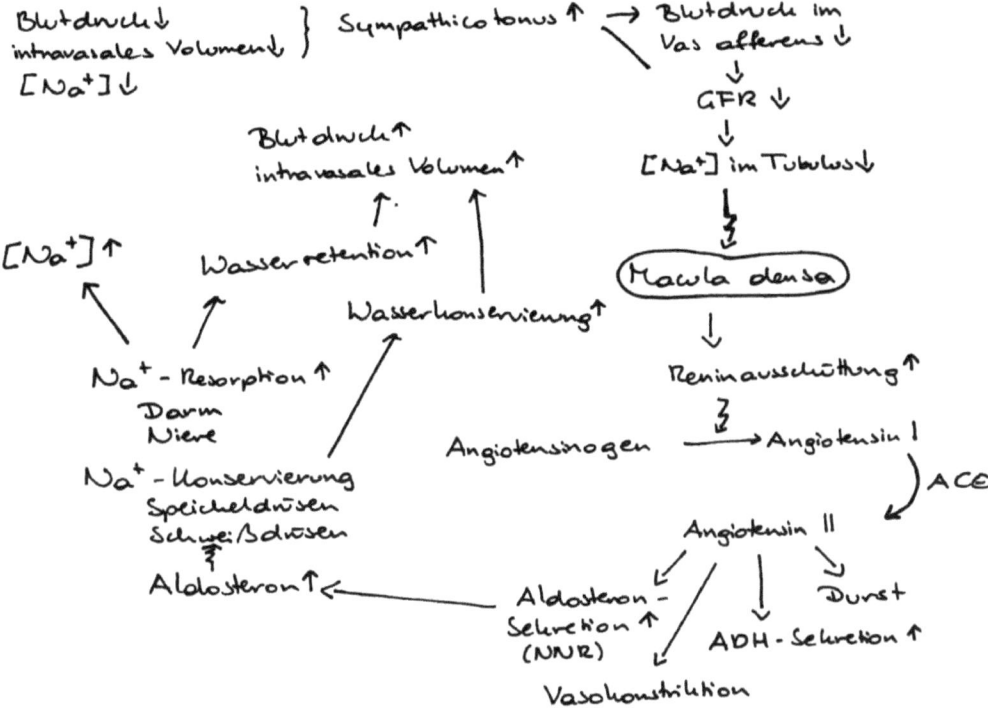

Ein weiterer Grund, warum Renin ausgeschüttet werden kann, ist die Aktivierung des Sympathicus. Dies hat den Sinn, dass selbst bei stärkerem Sympathicotonus die Niere durchblutet werden muss.

Angiotensin II erhöht auch die Aldosteronausschüttung der NNR, dadurch auch die Na+ - Resorption, und die ADH – Ausschüttung aus dem Hypophysenhinterlappen und dadurch die Wasserretention.

11.2. Erythropoetin (EPO)

Erythropoetin wird von peritubulären Fibroblasten synthetisiert, die sich zwischen den proximalen Tubuli befinden. Es wird durch Abnahme des Sauerstoffpartialdrucks ausgeschüttet und gelangt dann über die Blutbahn zum Knochenmark, wo es die Bildung von Erythrocyten stimuliert.

11.3. Thrombopoetin (TPO)

TPO wird von den Epithelzellen im proximalen Tubulus produziert und fördert die Differenzierung und Bildung von Megakaryocyten und Thrombocyten im Knochenmark. Allerdings übernimmt die Leber hauptsächlich die TPO – Bildung, sodass die Niere nur eine Nebenrolle dabei spielt.

11.4. Calcitriol

Vitamin D_3 wird mit der Nahrung aufgenommen oder unter UV – Einwirkung in der Haut gebildet, in der Leber zu Calcidiol umgebaut und schließlich in der Niere zu Calcitriol aktiviert. Es fördert die Ca^{2+} - Resorption im Darm und in der Niere und die Freisetzung aus dem Knochen.

11.5. Eicosanoide

Eicosanoide wie Prostaglandine E_2, I_2 und $F_{2\alpha}$ oder Thromboxan A_2 wirken vor allem auto – und parakrin und bewirken entweder eine Weitstellung oder Verengung der Gefäße, Hemmung der Na^+ - Resorption oder Abschwächung der ADH – Wirkung. Stimuliert wird die Bildung durch Angiotensin II, Catecholamine, Kinine und ADH.

11.6. Corticosteroide

Die Niere ist ein typisches Zielorgan für Corticosteroide. Man unterscheidet eine mineralocorticoide Wirkung (Na^+ - Resorption, K^+ - Sekretion durch Aldosteron) von einer glucocorticoiden Wirkung (Hemmung der Wasserretention durch Cortisol).

12. Miktionsreflex

Die Harnblase kann sich sehr gut dehnen, ohne dass der Druck stark ansteigt. Wenn sie sich füllt, bleiben der innere und äußere Sphinkter zunächst geschlossen. In der Blasenwand befinden sich jedoch dehnungssensible Nerven, die zum Rückenmark ziehen, dort umgeschalten werden und als Efferenzen zur Muskulatur der Blase ziehen. Bei vermehrter Füllung wird über diese Bahn die Blase kontrahiert, wodurch der innere Sphincter geöffnet wird, der äußere bleibt jedoch vorerst geschlossen.

Die Kontraktion der Wandmuskulatur führt zu einer Erhöhung des Druckes auf die Wand vor dem äußeren Sphincter. Über eine weitere Bahn wird die Information, dass die Blase gefüllt ist, an das Miktionszentrum in der Brücke und an den cerebralen Cortex gemeldet. Dadurch kann über die Miktion bis zu gewissen Graden bewusst entschieden werden.

Die Blasenentleerung erfolgt durch die Inhibition von sympathischen Neuronen, wodurch der externe Sphincter entspannt wird, bei gleichzeitiger Stimulation von parasympathischen Neuronen, worauf die Kontraktion des Musculus detrusor vesicae folgt.

13. Renale Exkretion beim Vogel

Genauso wie bei Säugetieren sind die Nieren wichtig für die Exkretion, es gibt jedoch keine Harnblase. Der Harn kann aber trotzdem gespeichert werden, in der Kloake, im Colon und in den Caeca.

Vögel haben in den Nieren zwar ebenfalls ein Gegenstromsystem und können Urin bilden, der gegenüber dem Plasma hyperton ist, allerdings ist die maximal mögliche Konzentration nur das 2 – 3 fache der Serumosmolarität. Anschließend kann der Harn jedoch in der Kloake und im Dickdarm verändert und eingedickt werden.

Darüber hinaus haben vor allem Wasservögel Salzdrüsen, die ein stark hypertones Sekret bilden können, wodurch sie von Salzwasser als Flüssigkeitsquelle leben können.

Die Nierendurchblutung und die glomeruläre Filtrationsrate sind wie beim Säuger. Bei verringerter Wasseraufnahme oder Salzwasseraufnahme wird die glomeruläre Filtrationsrate reduziert und der Harn wird konzentriert, indem aus dem Hypophysenhinterlappen Arginin – Vasotocin (AVT) ausgeschüttet wird.

Die Nephrone kann man in 2 Typen unterteilen: den mammalian type (MT), der eine Henle – Schleife aufweist, und den reptilian type (RT), ohne Henle – Schleife. Die Konzentration läuft ausschließlich in den MT – Nephronen ab.

Die Ausscheidung von Stickstoff erfolgt in Form von Harnsäure und Ammoniak, wobei 80 % davon auf den Ammoniak fallen. Daneben werden noch geringe Mengen an Harnstoff und Kreatinin ausgeschieden. Da Harnsäure schlecht löslich ist, bilden sich bei niedrigen Temperaturen Kristalle, die als weiße Schicht auf dem Vogelkot zu sehen sind.

14. Pathologie

14.1. Diabetes

14.1.1. Diabetes mellitus

Physiologischerweise versucht der Körper die Glucosekonzentration im Blut konstant zu halten und verwendet dafür 2 antagonistisch wirkende Systeme. Bei erhöhter Glucosekonzentration im Blut, durch die Resorption im Darm nach Aufnahme von Kohlenhydraten, wird Insulin ausgeschüttet. Insulin wird in den β - Zellen des Pankreas produziert und durch eine vermehrte Glucosekonzentration in den Zellen ausgeschüttet. Es führt zur peripheren Glucose – Aufnahme in die Zellen, inhibiert die Glykogenolyse und die Gluconeogenese in der Leber und die Lipolyse. Dadurch führt sie zur Senkung des Blutzuckerspiegels.

Das andere System wird aus Glukagon und Adrenalin gebildet. Beide werden ausgeschüttet, wenn der Blutglukosespiegel fällt und wirkt dem entgegen. Glukagon hat vor allem Wirkung auf die Leber und regt dort die Glykogenolyse und die Gluconeogenese an. Adrenalin senkt zum einen die Insulinsekretion und fördert die Glukagonsekretion, andererseits hat es auch direkten Einfluss auf den Blutzucker. Es steigert die Glykogenolyse und die Gluconeogenese in der Leber, genauso wie die Glykogenolyse im Muskel und die Lipolyse.

Bei Diabetes mellitus führt eine absolute oder relative Insulindefizienz zur Hyperglykämie und Glukosurie, wobei man Typ 1 von Typ 2 unterscheiden kann.

Diabetes mellitus Typ 1

Bei Typ 1 besteht ein Insulinmangel aufgrund der Zerstörung der insulinproduzierenden Zellen des Pankreas. Zum einen kann diese Autoimmunerkrankung vererbt sein, andererseits spielen äußere Faktoren ebenfalls eine Rolle. Bestimmte Virusinfektionen führen dazu, dass auch Antikörper gegen die β - Zellen gebildet werden, und auch T – Lymphocyten sich gegen sie richten. Der Grund dafür dürften ähnliche Oberflächenantigene sein.

Diabetes mellitus Typ 2

Der Typ 2 ist durch eine periphere Insulinresistenz gekennzeichnet, wodurch die hepatische Glucoseproduktion gestört ist. Anfangs produzieren die β - Zellen vermehrt Insulin, im späteren Verlauf reduzieren sie die Produktion und stellen sie schließlich ein.

Glukosetoleranztest

Der Glukosetoleranztest wird bei Verdacht auf einen gestörten Glukosestoffwechsel, zur Früherkennung von Diabetes mellitus durchgeführt. Dabei wird dem Patienten Glukose verabreicht, was zunächst zu einem kurzfristigen Anstieg der Glukosekonzentration im Blut führt. Anschließend wird Insulin ausgeschüttet, worauf die Konzentration abfällt. Bei Patienten mit verminderter Insulinproduktion oder Insulinresistenz fällt die Konzentration langsamer ab als normal.

14.1.2. Diabetes insipidus

Diabetes insipidus wird durch einen Mangel an ADH oder durch unzureichende Wirkung des Hormons verursacht, was zu einer Störung im Wasserhaushalt führt. ADH wird vom Hypothalamus gebildet und anschließend im Hypophysenhinterlappen gespeichert und bei Bedarf in den Blutkreislauf ausgeschüttet. Es würde eigentlich dafür sorgen, dass im distalen Tubulus und im Sammelrohr Aquaporine eingebaut werden, wodurch in diesen Abschnitten Wasser resorbiert werden könnte. Da es jedoch fehlt, wird in den Nieren nicht ausreichend Wasser resorbiert und so kommt es zur Polyurie, vermehrte Harnausscheidung, und infolge dessen zur Polydipsie, vermehrte Flüssigkeitsaufnahme, um den enormen Flüssigkeitsverlust zu kompensieren. Menschen mit Diabetes insipidus scheiden täglich zwischen 5 und 25 Litern Urin aus.

Wenn der Flüssigkeitsverlust nicht ausgeglichen wird, kann es zur Exsikkose, also zum Austrocknen kommen, wodurch diese Erkrankung im Schock enden kann. Eine weitere Folge kann Hypernatriämie sein, also eine erhöhte Konzentration von Natrium im Blut. Sie kann zu Verwirrtheit und Muskelkrämpfen führen.

Man kann zwei Formen von Diabetes insipidus unterscheiden: Diabetes insipidus centralis und Diabetes insipidus renalis.

Diabetes insipidus centralis
Diabetes insipidus centralis kann auch als Diabetes insipidus neurohormonalis bezeichnet werden und wird durch eine Störung der Produktion von ADH hervorgerufen. Dies kann entweder aufgrund einer Schädigung des Hypothalamus oder der Hypophyse auftreten. Grund dafür können beispielsweise Tumore, Metastasen oder Entzündungen in diesem Bereich des ZNS sein.

Man unterscheidet bei Diabetes insipidus centralis noch das völlige Fehlen von Vasopressin von einem Mangel daran, welcher auch postoperativ, also nur vorübergehend, auftreten kann.

Diabetes insipidus renalis
Diabetes insipidus renalis zeichnet sich durch ausreichend ADH – Produktion aus, jedoch reagieren die Nieren nicht darauf. Der Grund ist also eine Erfolgsorganresistenz. Diese kann durch verschiedene Ursachen hervorgerufen sein und wieder sowohl vorübergehend als chronisch auftreten. Durch die Gabe bestimmter pharmakologisch wirkender Substanzen oder bei Intoxikationen wird genauso Diabetes insipidus ausgelöst wie bei Niereninsuffizienz oder Nierenbeckenentzündungen. Auch genetische Defekte am X – Chromosom können die gleiche Wirkung haben.

14.2. Niereninsuffizienz
Niereninsuffizienz bezeichnet eine Unterfunktion entweder nur einer oder beider Nieren, wodurch sich harnpflichtige Substanzen, wie Harnstoff, Harnsäure,

Kreatinin etc., im Blut akkumulieren. Es gibt unterschiedliche Einteilungsmöglichkeiten, beispielsweise nach der glomerulären Filtrationsrate, durch die man 5 Grade unterscheiden kann (normale Nierenfunktion, milde Funktionseinschränkung, moderate Funktionseinschränkung, schwere Funktionseinschränkung, chronisches Nierenversagen). Nach dem Verlauf kann man sie einteilen in das akute und das chronische Nierenversagen.

14.2.1. Akutes Nierenversagen

Akutes Nierenversagen ist durch einen schnellen Verlust der Nierenfunktion gekennzeichnet und hängt mit einer reversiblen Schädigung zusammen. Die Insuffizienz kann von wenigen Stunden bis zu maximal wenige Wochen dauern und nach der ausgeschiedenen Harnmenge unterscheidet man das oligurische akute Nierenversagen, bei dem die produzierte Harnmenge stark verringert ist, vom nichtoligurischen akuten Nierenversagen, bei dem die produzierte Harnmenge physiologisch ist.

Bei der akuten Niereninsuffizienz ist die Größe der Nieren unverändert, es liegt keine Anämie vor und die Polyurie und Polydipsie sind neu aufgetretene Symptome.

Von der pathophysiologischen Seite kann man das akute Nierenversagen in die prärenale, renale und postrenale Form.

prärenal ausgelöstes akutes Nierenversagen

Als Ursachen für prärenal ausgelöstes akutes Nierenversagen kommen sämtliche Mechanismen in Frage, welche die Nierenperfusion stören. Sekundär folgt eine Schädigung des Nierenparenchyms infolge der Hypoxie. Mögliche Ursachen sind große Blutverluste oder Flüssigkeitsverluste, beispielsweise durch Diarrhoe,

Hypoproteinämie, Sepsis oder SIRS. Weiters wäre eine Herzinsuffizienz oder eine isolierte Störung der Nierenperfusion möglich.

Die Niere versucht anfangs durch die Aktivierung des Renin – Angiotensin – Aldosteron – Systems die verminderte Perfusion zu kompensieren, was jedoch nicht oder nur unzureichend funktioniert.

Das prärenale Nierenversagen ist in der Regel reversibel, ansonsten geht es innerhalb von Tagen in ein renales akutes Nierenversagen über.

renal ausgelöstes akutes Nierenversagen
Wenn die Ursache eine primäre Schädigung des Nierengewebes ist, spricht man von der renalen Form. Sie führt zu akuten tubulären Nekrosen, die entweder ischämisch, infektiös oder toxisch bedingt sein können. Als infektiöse Noxen kommen beispielsweise die Leptospirose oder Candida in Frage. Ischämische Nekrosen entstehen durch Gefäßerkrankungen der großen oder kleinen Gefäße, wodurch es zu intrarenalen Perfusionsstörungen kommen kann, die mehr oder weniger ausgebreitet sind. Als meist abakterielle Erkrankung ist die akute Glomerulonephritis zu nennen.

postrenal ausgelöstes akutes Nierenversagen
Postrenal kann Nierenversagen durch Verlegung der ableitenden Harnwege entstehen, wodurch sich Harn anstaut, der Druck oberhalb der Obstruktion größer wird und somit die Durchblutung der Niere behindert wird. Ein klassisches Symptom für eine Verlegung der Harnwege wäre die Anurie.

Mögliche Verlegungsgründe sind die Bildung von Harngries oder Harnsteinen, Tumore – entweder im Urogenitaltrakt oder in der Umgebung, wodurch der auf die

Harnwege ausgeübte Druck sie komprimiert –, aber auch Hypertrophie der Prostata.

14.2.2. Chronisches Nierenversagen

Chronisches Nierenversagen ist oft progredient und meist irreversibel und besteht länger als einige Wochen. Sie führt schlussendlich zu terminalem Nierenversagen mit Urämie. Es ist durch eine dauerhaft stark reduzierte Nierenleistung von maximal 15 % der normalen glomerulären Filtrationsrate gekennzeichnet, wodurch sich Stoffwechselendprodukte, wie Harnstoff, Harnsäure und Kreatinin, im Blut ansammeln. In hohen Konzentrationen wirken sie toxisch. Des Weiteren kommt hinzu, dass die Niere ihre normale Funktion als Regulationsorgan für den Säure – Basen – sowie den Wasser – und Elektrolythaushalt nicht mehr erfüllen kann.

Bei chronischem Nierenversagen ist die Größe der Nieren reduziert, die Polyurie und Polydipsie dauert bereits länger an, das betroffene Tier hat Gewicht verloren, es besteht durch die verminderte oder eingestellte Produktion von EPO eine Anämie und die Glandula Parathyreoidea ist vergrößert, da sie verstärkt Parathormon produziert.

Die Ursachen für chronisches Nierenversagen sind vielfältig und reichen von Diabetes mellitus, Hypertonie, Glomerulopathien, interstitieller Nephritis bis zu vererbten und Autoimmunerkrankungen.

14.3. Proteinurie

Proteinurie beschreibt die Ausscheidung von Proteinen im Harn, wobei eine geringgradige Ausscheidung bei Überschreitet der Resorptionskapazität für die

Menge an filtrierten Proteinen durchaus noch physiologisch sein kann. Bei der physiologischen Proteinurie beträgt die Konzentration immer unter 300 mg/l.

Pathologisch können je nach Ort des Problems die prärenale, glomeruläre, tubuläre und postrenale Proteinurie unterschieden werden.

14.3.1. Prärenale Proteinurie

Die prärenale Proteinurie hat als Ursache eine Überschreitung der Reabsorptionskapazität des Tubulussystems, was auf eine Schädigung von Organen zurückzuführen ist. Dadurch erhöht sich die Konzentration an frei filtrierbaren Proteinen im Blut, als Marker dienen Myoglobin, Hämoglobin und Leichtkettenproteine, sogenannte Bence – Jones – Proteine.

Die Prärenale Proteinurie ist vergleichsweise selten.

14.3.2. Glomeruläre Proteinurie

Bei der glomerulären Proteinurie liegt das Problem im Glomerulum und man kann eine glomerulär selektive von einer glomerulär unselektiven Proteinurie unterscheiden. Bei der selektiven Form ist die Ladung des Glomerulums verändert, wodurch Proteine, die normalerweise nicht filtriert werden, im Harn auftauchen. Als Marker dienen Albumin und Transferrin. Albumin hat ein Gewicht von ca 70 kDa, Transferrin von ca 76 kDa, wodurch bei leichten Formen nur Albumin filtriert wird.

Die unselektive Proteinurie tritt bei Schädigung der Basalmembran des Glomerulums auf, wodurch noch dazu größere Proteine filtriert werden. Als Markerprotein kann neben Albumin und Transferrin auch IgG, mit einem Molekulargewicht von 150 kDa, im Urin nachgewiesen werden.

Oft ist die Ursache für eine unselektive Proteinurie eine Glomerulonephritis.

14.3.3. Tubuläre Proteinurie

Die tubuläre Proteinurie hat eine Fehlfunktion des Tubulussystems als Grund, wodurch normalerweise resorbierte Proteine mit dem Urin ausgeschieden werden. Solange jedoch das Glomerulum intakt ist, hält sich die Menge an ausgeschiedenen Proteinen in Grenzen.

Markerproteine sind das α_1 - Mikroglobulin, β_2 - Mikroglobulin und Retinolbindende Protein. All diese Proteine haben eine Größe von 11 – 33 kDa.

14.3.4. Postrenale Proteinurie

Die postrenale Proteinurie tritt vor allem bei Harnwegsinfektionen oder Blutungen in die ableitenden Harnwege, wie sie aufgrund von Nierensteinen oder Tumoren vorkommen können, auf.

Als Marker fungieren das α_2 – Makroglobulin und IgM, die beide ein Molekulargewicht von über 800 kDa haben. Durch die enorme Größe kann man sicher sein, dass sie auch bei hochgradig erhöhter Durchlässigkeit des glomerulären Filters nicht filtriert werden.

Es ist in der Diagnostik wichtig, nicht nur die Markerproteine zu messen, sondern sich auch gleichzeitig die Creatininwerte anzusehen. Je nach Konzentration des Urins haben die gleichen Proteinmengen unterschiedliche Bedeutung.

14.4. Urämie

Urämie wird auch oft als Harnvergiftung bezeichnet und beschreibt die Ansammlung harnpflichtiger Substanzen im Blut als Folge von Niereninsuffizienz. Wie auch die Niereninsuffizienz kann auch die Urämie akut oder chronisch sein, die Symptome sind vielfältig.

Die Symptome, die den Gastrointestinaltrakt betreffen, reichen von Anorexie über urämische Gastritis oder Kolitis zu Bildung von Magenulcera. Im Blutbild kann eine Anämie wegen der verminderten EPO – Synthese festgestellt werden, der Kreislauf kann mit Hypertonie reagieren. Des Weiteren kann das Immunsystem supprimiert und der Fettstoffwechsel gestört werden.

Sekundär kann eine Urämie zu Hyperparathyreoidismus führen, weil die Synthese von Vitamin D herabgesetzt ist.

Literatur

Behrends, Jan C, et al: *Physiologie*. 2. überarb. Auflage. Stuttgart: Thieme, 2012.

Cunningham, James G.; Klein, Bradley G: *Textbook of veterinary physiology*. 4. Auflage. Missouri: Saunders Elsevier, 2007.

Engelhardt, Wolfgang von (Hg); Breves, Gerhard (Hg): *Physiologie der Haustiere*. 2., völlig neu bearbeitete Auflage. Stuttgart: Enke Verlag, 2005.

Liebich, Hans – Georg: *Funktionelle Histologie der Haussäugetiere und Vögel*. 5. Auflage. Stuttgart: Schattauer GmbH, 2010.

Silbernagl, Stefan; Despopoulos, Agamemmnon: *Taschenatlas der Physiologie*. 4., überarbeitete Auflage. Stuttgart/New York: Georg Thieme Verlag, 1991.

Websites:
http://flexikon.doccheck.com/de/Blut-Harn-Schranke [Stand 2016]

http://flexikon.doccheck.com/de/Nierenkörperchen [Stand 2016]

http://www.nature.com/ki/journal/v71/n2/fig_tab/5002020f8.html [Stand 2012]

http://physiologie.med.uni-rostock.de/nur/2sem/vegetat/1100.html [Stand 2012]

http://salerno.uni-muenster.de/data/bl/content/t/tubulusr0001.htm [Stand 2012] http://www.ufrgs.br/imunovet/molecular_immunology/kidney.html [Stand 2012]

http://www.unifr.ch/anatomy/elearningfree/allemand/rein/niere07.html [Stand 2012]

http://www.urologielehrbuch.de/nieren_tubuli.html [Stand 2012]

verglichen mit den aktuellen Vorlesungsunterlagen der Physiologie (VO 119 601)